MÉMOIRE

SUR LA

CONTRACTURE PELVIENNE

COMPARÉE A LA

PARAPLÉGIE SUR LE CHEVAL

(OUVRAGE COURONNÉ PAR LA SOCIÉTÉ IMPÉRIALE ET CENTRALE DE MÉDECINE
VÉTÉRINAIRE),

Par M. DEMILLY ainé,

Vice-Président de la Société vétérinaire de la Marne, Membre de l'Académie
Impériale de Reims, correspondant de la Société Impériale et centrale
vétérinaire de Paris, de la Société d'agriculture, commerce,
sciences et arts du département de la Marne, etc., etc.

Il faut amener le langage médical à n'être que
l'expression pure, simple et méthodique de ce
qu'enseigne l'observation. (*Bégin.*)

CHALONS,

IMPRIMERIE ET LIBRAIRIE E. LAURENT.

1855.

MÉMOIRE

SUR

LA CONTRACTURE PELVIENNE

COMPARÉE A LA

PARAPLÉGIE SUR LE CHEVAL.

EXTRAIT

DU COMPTE RENDU DES TRAVAUX DE LA SOCIÉTÉ VÉTÉRINAIRE DE LA MARNE

(Séances des 18 juillet et 18 octobre 1852).

CHAPITRE Iᵉʳ.

La Contracture et la Paraplégie

La maladie de laquelle je vais m'occuper ici, est grave et très-fréquente sur le cheval, de plus elle sévit spécialement sur les chevaux qui ont le plus de valeur, et nécessairement de cela, devait résulter toute l'importance que nous voulons y attacher.

En 1824, un des hommes les plus distingués et des plus considérables de la science vétérinaire, M. Bouley jeune, a donné, dans le *recueil*, la description d'une maladie qu'il a désignée sous le nom de Paraplégie, et de laquelle alors, inspiré par les expériences de Bell et Magendie, il a cru découvrir la cause, dans des altérations de la moëlle épinière.

Plus tard, nous avons pu lire dans le même *Recueil de*

Médecine-Vétérinaire, plusieurs observations du même genre et de différents auteurs.

En 1829 et 1830, il fut encore publié un traité complet des maladies de la moëlle épinière, qui a valu à l'infatigable et savant confrère que nous venons de désigner, (M. Bouley), les éloges les plus brillants et aussi les mieux mérités.

Enfin, en 1846, un laborieux professeur d'anatomie d'Alfort, M. A. Goubeaux, a publié aussi un mémoire sur les paralysies.

Dans ce dernier mémoire, l'auteur a intercalé une observation que j'avais eu le plaisir de lui communiquer, dans laquelle alors j'avais déjà commencé à décrire des phénomènes qui, selon moi, n'appartenaient nullement à la paraplégie; aussi, avons nous remarqué, que dans son travail, M. Goubeaux, pressentait déjà qu'il y avait là deux maladies, puisqu'il jugea nécessaire de diviser les paralysies en deux ordres : celles dont la cause devait être attribuée à l'interruption de l'action nerveuse, et celles où on devait ne la reconnaître que dans l'oblitération des artères.

D'une part donc, le sujet n'est pas nouveau et ensuite, avec les idées admises aujourd'hui, nous avions à craindre de ne pas voir facilement triompher les nôtres; cependant comme c'est avec des faits que nous les présentons et que les faits sont irrécusables, nous nous sommes plu à croire qu'il serait impossible de les repousser entièrement, et, bien que pénétré de la supériorité de nos honorables prédécesseurs, nous nous sommes senti le courage, de traiter de nouveau cette question pour la présenter sous son véritable point de vue, pour relever des erreurs et faire notre possible pour faire ressortir toute la vérité.

Selon nous, toutes les descriptions qui ont été faites jusqu'à présent des paraplégies, ont été confuses et on ne peut moins caractéristiques; les opinions qui ont été émises sur son siége et son traitement, ont dû nous entraîner dans une voie funeste, sa dénomination, trop généralisée, a dû nous y maintenir, et de toute nécessité, comme j'espère l'établir, il était indispensable d'abandonner cette route vicieuse pour rétablir les choses dans leur vérité physiologique et pathologique.

Depuis longtemps j'avais remarqué que la paraplégie, dans ses causes, ses symptômes et sa terminaison, avait constamment été confondue avec une autre qui n'a jamais été convenablement décrite, et de laquelle néanmoins elle diffère essentiellement : Beaucoup d'occupations et une position très peu favorable ne m'avaient pas permis jusqu'alors d'étendre assez mes recherches, pour donner de cette dernière une description assez claire et assez précise pour lui faire prendre la place qu'elle doit occuper dans le tableau nosographique des maladies déjà connues en médecine vétérinaire. Aujourd'hui, que je le puis plus facilement, j'espère que si les observations que je vais publier manquent encore des détails minutieux qui conviennent toujours à l'étude des maladies, elles seront cependant rapportées avec assez de précision et de lucidité, pour éclairer le vétérinaire et le guider sûrement à l'égard de deux maladies, qui, rationnellement et pour toujours, doivent cesser d'être confondues.

Si je me suis décidé à publier ce mémoire, ce n'est certainement pas pour le vain plaisir de combattre des opinions qui me sont d'autant plus respectables qu'elles appartiennent à des personnes pour lesquelles j'ai la plus profonde estime ; mais c'est parce que je suis convaincu, que certaines conditions dans lesquelles je me suis trouvé dans ma pratique, m'ont révélé sur cette maladie la vérité et l'exactitude de certains faits, que la position de mes honorables collègues ne leur avait pas permis de dévoiler eux-mêmes jusqu'alors.

J'écris en praticien convaincu, et simplement pour ne pas laisser enfouir le fruit de nombreuses observations, et aussi, parce que je ne voudrais pas que la différence énorme qu'il y a, entre la paraplégie proprement dite et la maladie de laquelle je vais m'occuper dans ce mémoire, (la contracture pelvienne), restat obscure ou plus long-temps dissimulée.

Dans la maladie, dont je vais tracer le tableau, les membres postérieurs se retirent, et le gonflement et la renitence des gros muscles pelviens, principalement de ceux des fesses et de la croupe, y dominent et y sont incontesta-blement le caractère spécial et définitif, et il faut qu'à ce sujet, je donne l'explication du motif qui m'a fait choisir le nom que j'ai cru rationnel de donner à cette maladie.

La rétraction des muscles, nécessairement, en médecine ou en physiologie se désigne sous le nom de contraction, ou sous celui de contracture ; et, le premier, comme le deuxième signifient bien, raccourcissement des fibres ou des tissus musculaires. Néanmoins, il est essentiel de le remarquer ; le premier est l'état normal, la fonction, le mouvement, l'instantanéité et le va et vient d'un ou de plusieurs muscles ou faisceaux musculaires ; tandis que le deuxième, est l'état morbide, le temps d'arrêt, la perma-nence et la fixité dans la position de ces mêmes organes.

C'est ainsi que tout le monde comprendra les deux mots *contraction* et *contracture.*

Dans le raccourcissement des muscles, des régions des fesses et de la croupe, tel que nous le signalerons dans nos observations, pourra-t-on reconnaître le mouvement, l'instabilité, le va et vient et l'intégrité dans la sub-stance musculaire ? Non ! Personne alors, ici, ne pourra voir la *contraction,* qui signifie état normal, mouvement libre des membres et intégrité des muscles, tandis qu'au con-traire, constamment nous constaterons la fixité dans la flexion des articulations, une ténacité invincible, dans la rétraction des muscles, et en outre, des désordres ou des lésions dans leur substance.

Ce n'est donc pas une *contraction* simple que nous allons signaler, ce sera positivement et incontestablement une *contracture*. Dans l'espèce, la première appellation serait erronnée, et la seconde est celle que nous devions choisir, c'est pourquoi nous nous sommes arrêté à la désignation de cette maladie par le nom de *contracture pelvienne*.

Il est important, et même indispensable, de s'entendre parfaitement sur la signification des mots, car si on n'y prenait garde la confusion nuirait aux progrès de la science, et pourrait devenir très-funeste à la considération de ceux qui l'exercent ; ainsi, pour ne citer qu'un exemple du danger qui nous menace, je vais me permettre de rapporter le fait suivant :

Il y a quelques années, un de mes clients avait acheté, à quelques lieues de Reims, un cheval qui, en le ramenant fit en différentes périodes, plusieurs chutes, dans chacune desquelles il resta plus ou moins longtemps étendu sur la route avant de pouvoir se relever. Au dire de l'acquéreur, ce cheval tombait du haut-mal, et il me raconta les faits ainsi.

« Après avoir marché au pas environ un myriamètre,
» mon cheval tomba brusquement étendu sur le côté,
» il était agité, il avait la respiration soufflante, il mous-
» sait par les naseaux et par la bouche, et les yeux lui sor-
» taient de la tête ; la sueur ruisselait de partout le corps,
» et il resta dans cet état huit à douze minutes, après quoi
» il se releva et marcha sans qu'il y parut la moindre des
» choses ; mais comme il retomba encore deux fois dans le
» même état, dans l'espace de quelques kilomètres, je jugeai
» plus à propos de laisser ce cheval en route et de venir
» vous consulter. »

Sous l'impression de l'opinion de mon client et des détails
qu'il me donnait, et du reste touché aussi de la ressemblance des symptômes qu'il m'avait décrits avec ceux de
l'épilepsie, je rédigeai de suite une requête dans le sens
de ce vice redhibitoire, qu'il adressa au juge de paix, à
l'effet d'obtenir aussitôt la nomination d'un expert.

L'expert désigné crut reconnaître et devoir constater
l'immobilité, mais selon le vendeur le cheval était tombé
en paralysie et cela n'était, ni de son fait, ni redhibitoire;
l'affaire ayant été devant le tribunal, trois nouveaux ex-
perts constatèrent qne l'animal était affecté d'une *épidé-
dymite;* enfin, depuis la rédaction de la requête, j'avais
eu l'occasion de visiter le cheval et je crus, d'accord sur
ce point avec un de mes collègues, pouvoir tout simplement conclure à une boiterie intermittente, ce que, dans
l'intérêt de mon client comme dans celui de l'équité, je
soutins devant la Cour, où le demandeur avait obtenu de
me faire entendre.

Ici le tribunal ayant compté sur les lumières des hommes
de l'art pour éclairer sa religion fut en pleine déception,
et peut être beaucoup plus embarrassé que s'il ne les avait
pas consultés; effectivement, de leur fait, il se trouva dans
un dédale inextricable, et placé entre l'*immobilité*, l'*épilepsie*, la *paralysie*, la *boiterie intermittente* et l'*épidédy-
mite*, il ne crut mieux faire que de laisser le demandeur
se débrouiller comme il le pourrait avec ce galimatias
médical.

Maintenant, cette maladie étant la même que celle que
je traite dans ce mémoire, je le demande, quels égards
on pouvait avoir pour des opinions si incomplètement for-
mulées, et émises avec autant de diversité? Aucune as-
surément, et, à la vérité, cela était ridicule et pitoyable.

Certainement, si dans cette occasion le langage médical
eût été précis, si la maladie qui faisait le sujet de cette

contestation eût été mieux connue et bien classée, plusieurs vétérinaires ne se seraient pas trouvés exposés, comme cela pourrait se produire encore, à une mortification qui doit nécessairement porter atteinte à leur considération.

C'est pour éviter ces fâcheuses conséquences que je crois indispensable de traduire les faits par des expressions formelles et bien déterminées ; pour qu'il n'y ait point de confusion et pour être bien compris, il est donc urgent de n'accepter que les dénominations, non-seulement adoptées par les auteurs les plus recommandables, mais, de plus, il faut qu'elles expriment nettement le siége et les caractères les plus frappants de la maladie.

Ceci posé, il doit être bien entendu, pour éviter de déplorables confusions, que la *paralysie* est une maladie qui a pour caractère essentiel le relâchement de la fibre musculaire et l'anéantissement de sa principale propriété, la contractilité.

Conséquemment, ce ne peut être que quand on remarque dans ce tissu musculaire ce relâchement ; lorsqu'il y a cessation de cette fonction, de cette propriété spéciale, la *contractilité*, et accessoirement cessation de la perceptibilité, que, réellement, il y a *paralysie*.

Il faut comprendre que dans la paralysie, il y a inertie des muscles, et que cette inertie doit être, en outre, consécutive à une altération directe ou indirecte du cerveau, ou de l'appareil nerveux.

Il faut comprendre encore que, dans cette maladie, les muscles ne sont pas lésés physiquement, qu'ils restent intacts, qu'il n'y a ni dans leur nature, ni dans leur conformation, aucune lésion, aucune déformation, aucune altération, et que l'impossibilité où ils se trouvent d'entrer en fonctions ne tient pas à eux directement, mais qu'elle est due à leur condition de passivité et de dépendance de l'organe cérébral ; enfin, il faut être bien pénétré que dans l'état normal les muscles ne fonctionnent qne sous l'influence du cerveau, et que, dans la paralysie, s'ils cessent leurs fonctions, ce n'est absolument que parce que par l'interruption de la circulation du fluide nerveux ils ne sont plus impulsionnés par cet organe.

Ainsi, la paralysie exprime bien positivement la privation, chez un sujet, de la possibilité de pouvoir transmettre à un organe musculaire, non lésé physiquement, ordinairement sous l'influence cérébrale ou la domination de sa volonté, la faculté de se contracter, de se mouvoir et d'entrer en fonctions, avec aussi quelquefois, pour cet organe musculaire, l'impossibilité de percevoir les sensations que peut exercer sur lui l'action des corps extérieurs.

Selon nous, cette définition de la paralysie est caractéristique, et elle est assez claire pour ne pas permettre de la confondre avec d'autres maladies, et encore moins que toute autre, avec celle que dans un instant je vais décrire, *la contracture pelvienne*.

Le mot *contracture*, effectivement, en bonne logique, ne peut exprimer la même chose que celui de *paralysie*, car ils ont absolument une signification contraire : contracture, signifie resserré, raccourci ; conséquemment, nous ne pouvons admettre cette dénomination que pour traduire l'état d'un organe qui se trouve dans cette position exagérée de raccourcissement et de rétraction, et nous ne pourrions employer le mot *paralysie*, qui signifie relâchement, comme même expression, sans commettre un barbarisme, ou sans faire une grande faute de locution.

Ainsi donc, la *paralysie* et la *contracture* ne peuvent pas être la même maladie, pouvoir les confondre ce serait impossible, le vouloir ce serait ridicule.

La PARALYSIE, *c'est l'abolition ou la diminution de la* contractilité *musculaire, dit* Vatel.

La Contracture, *c'est la flexion produite par la contraction permanente et involontaire des muscles fléchisseurs, dit* Savary.

Enfin Georget dit : *il ne faut pas confondre la contracture apoplectique avec la paralysie ; dans celle-ci, les membres sont flexibles et les muscles d'une consistance molle, tandis que dans l'autre, les membres sont raides et les muscles durs et résistants au toucher.*

Plus de phrases ne pourraient jamais plus clairement exprimer les différences qu'il y a entre ces deux maladies, on ne peut avec plus de lucidité trancher plus nettement leurs caractères.

La paralysie proprement dite, la vraie paralysie, sévit ordinairement et presqu'exclusivement dans l'espèce humaine, sur les sujets déjà âgés, chez ceux dont la faiblesse s'atteste le plus souvent par une prédominence du tissu adipeux.

La contracture pelvienne, au contraire, ne se développe jamais que sur les sujets jeunes et vigoureux, elle ne frappe absolument que ceux qui sont soumis au meilleur régime, que ceux à qui on donne les meilleurs aliments et chez lesquels les bons soins, la force de l'âge et de la santé se constatent au premier coup-d'œil, par un poil toujours luisant et un embonpoint remarquable.

Les chevaux âgés et ceux réduits par des travaux pénibles ou une mauvaise alimentation, n'en sont jamais atteints : ceci est incontestable, tous les faits que nous rapporterons le démontreront certainement avec l'évidence la plus complète.

La paralysie frappe les animaux de toutes les manières et à tous les moments.

La contracture pelvienne ne les frappe jamais que pendant la marche, et sans qu'on ait jamais pu être légitimement en droit de l'attribuer à des chutes, à des secousses violentes ou à des accidents quelconques.

La paralysie est une maladie qui reflète invariablement des lésions du cerveau, de la moëlle épinière ou de l'appareil nerveux, et dans laquelle les muscles ne sont jamais altérés; car ils attendent toujours l'impulsion du cerveau pour agir, et s'ils la recevaient, leur intégrité leur permettrait de fonctionner, et ils fonctionneraient.

La contracture pelvienne, au contraire, a son siége dans les muscles eux-mêmes, et dans cette maladie l'organe encéphalique est intègre, et les muscles restent toujours sous son influence et sous son impulsion; ils se soumettraient encore à la volonté qui leur est signifiée, mais seulement ils ne peuvent s'y soumettre que dans la limites que leur permet leur état pathologique.

Enfin, *dans la paralysie, pour les muscles, c'est la faiblesse qui est en évidence; dans la contracture pelvienne, c'est la force dans son impuissance.*

Maintenant que j'ai établi comment je comprends la paralysie et la contracture; maintenant que j'ai expliqué les différences que je fais entre ces deux maladies, je vais dans un chapitre particulier rapporter mes observations.

Je ne m'engage pas à suivre une marche régulière et méthodique dans mes descriptions, je rapporterai les faits dans leur ordre chronologique, et les phénomènes symptomatiques et pathologiques, au fur et à mesure que je les ai saisis et étudiés dans chaque observation. Enfin, en relatant successivement et progressivement comment mon opinion s'est modifiée, je compte bien démontrer avec une évidence inattaquable, que la dissemblance entre la maladie que j'ai observée (la contracture pelvienne), et la paraplégie, est essentielle et incontestable.

Je dois encore faire observer ici, bien que ce soit principalement de la contracture pelvienne qu'il est question daus ce mémoire, que, comme mon but le plus spécial est de dévoiler les caractères distinctifs (antérieurement confondus) qui existent entre cette maladie et la paraplégie, je rapporterai deux ou trois faits de cette dernière, pour que, mis en parallèle, on puisse plus facilement établir la comparaison, et mieux apprécier la différence qu'il y a entre l'une et l'autre de ces deux affections.

Enfin, je numéroterai et j'intitulerai chaque observation, pour que dans les commentaires qui formeront le troisième chapitre, on puisse mieux saisir et analyser la spécialité de leurs symptômes et de leurs caractères.

CHAPITRE II.

Observations.

Première observation. — Contracture pelvienne suraiguë.

Le 7 octobre 1825, je fus appelé au village de Courcelles, chez le sieur Coulon, pour un cheval que l'on disait *paralysé.*

Ce cheval hongre, gris-pommelé, en très bon état et âgé de cinq ans, était parti dès le matin pour la charrue; il avait fait cinq à six raies, lorsque le garçon s'aperçut qu'il fléchissait du membre postérieur droit; il croyait que ce ne serait rien, cependant il arrêta; mais après un instant de repos, ayant repris son travail, le mal parut s'aggraver, et cet homme se détermina de suite à le ramener à l'écurie; alors, bien que le trajet à parcourir à cet effet ne fut pas long, ce cheval ne put y arriver, car il tomba dans la cour qu'il n'atteignit qu'avec beaucoup de peine et en se traînant très difficilement sur le train de derrière, dont les membres fléchis et recourbés en arrière ne lui permet-

taient que de s'appuyer instantanément sur la face antérieure des sabots et des boulets.

Je vis ce cheval, couché sur le côté droit, complètement
étendu, ruisselant de sueur et ayant la respiration excessivement agitée et soufflante; son pouls était dur et accéléré,
il remuait incessamment, il levait souvent la tête, regar-
dait son flanc et la laissait violemment retomber sur le sol :
enfin, il faisait des efforts expulsifs, fréquents, mais il ne
pouvait évacuer, ni urines, ni excréments solides.

Nous essayâmes de faire relever ce pauvre animal, il se
tint peut-être quelques secondes sur ses membres antérieurs, mais ceux de derrière, fortement retirés et dirigés
en arrière, ne pouvaient s'allonger, et il se replaçait de
suite comme il était auparavant, seulement plus épuisé et
soufflant encore davantage. Les muscles de la croupe étaient
très gonflés et très durs, et par leur élévation de chaque côté
de la ligne médiane, ils formaient de celle-ci une scissure
très profonde, qui s'étendait depuis le sacrum jusqu'à la base
de la queue. Cette scissure, cette ligne profonde n'était produite indubitablement que par l'état de rétraction dans lequel se trouvaient les muscles croupiens.

Chaque fois que nous essayâmes, et infructueusement, de
faire relever ce cheval, les douleurs revenaient évidemment plus fortes ; le mal faisait de sensibles progrès, et ces
progrès étaient d'autant plus grands et plus rapides, que
l'animal essayait de rester plus longtemps sur ses membres
postérieurs, qui, bien que fléchis énormément, percevaient
assez pour que l'animal ne vacillat, ni à droite, ni à gauche.
Les jambes n'étaient point à l'abandon comme dans la paraplégie, au contraire, les muscles forte ment rétractés les
maintenaient par cette énergique contraction, dans un état
de flexion permanente, que tous les efforts possibles ne
pouvaient vaincre.

Plus tard, le pouls devint petit, resserré, et la respiration

beaucoup plus difficile, et en très peu de temps l'état général devint si mauvais que je jugeai, à ma première visite,
l'animal perdu.

Effectivement, ce cheval mourut le lendemain.

Je trouvai, à l'autopsie, un épanchement sanguin dans
l'abdomen, ainsi que des matières alimentaires en dehors
des intestins; je remarquai une déchirure de l'estomac et
une forte coloration dans plusieurs points de la surface
intestinale; j'ai fait des recherches dans le canal rachidien,
parce que je voulais considérer ces sortes d'accidents
comme consécutifs à une paraplégie, je n'ai pu rien y
constater d'extraordinaire. Quant à la rupture de l'estomac,
on ne peut l'attribuer qu'aux efforts violents, et aux chutes
fréquentes auxquels ce sujet avait été exposé, pendant
une maladie qui s'était déclarée immédiatement après le
repas du matin, et qui l'avait mis dans la plus ardente
anxiété.

Deuxième observation. — Paraplégie

Le 11 octobre 1826, je fus appelé chez M. Picard, au-
bergiste à Reims, pour un cheval paralysé : ce cheval,
noir, âgé de dix-huit à vingt ans, que je connaissais avant
cet accident, et qui était fortement ensellé, était, à mon
arrivée, couché sur le sternum et mangeait tranquillement
sans paraître malade; le pouls et la respiration étaient
dans un état normal; j'essayai de le faire relever, il se
mit d'abord sur ses membres antérieurs, mais ceux de
derrière ne pouvaient bouger, et restaient repliés sans
pouvoir faire le moindre mouvement pour venir en aide au
devant; néanmoins avec le secours de plusieurs personnes
ce cheval, quand il fut relevé, quoique chancelant et vacillant beaucoup, se maintint assez sur ses membres postérieurs pour nous permettre de le conserver encore pendant
dix-sept jours suspendu; après ce délai, ne trouvant aucune

amélioration dans son état, nous résolumes de le faire abattre.

Je ne fais que citer ce fait, dans l'intention d'établir selon mes intentions, précédemment manifestées, la différence qu'il y a déjà, entre la maladie de ce sujet qui était du genre *paralysie véritable* et celle de celui de la première observation, que j'ai cru plus convenablement désigner sous le nom de *contracture pelvienne.*

Troisième observation. — Contracture pelvienne suraiguë.

Le 15 juillet 1829, étant au village des Mesneux, le sieur Pérard, cultivateur-propriétaire à Bezannes, commune située à 2 kilomètres de la première, traversait la place avec une petite voiture à ridelles, lorsque tout-à-coup son cheval se mit à boiter du membre postérieur droit, cet homme cheminait encore dans sa cariole, mais la boiterie augmentant très sensiblement, force il y eut d'arrêter, il allait attacher son cheval à la porte d'une auberge, lorsqu'on lui apprit que j'étais dans le village ; immédiatement je me rendis près de l'animal ; ce cheval entier à tous crins bai-brun, âgé de cinq ans, était en très bon état, il ne posait le pied droit que sur la pince, et d'après son allure je crus qu'il avait une pierre dans le talon qui le foulait et l'empêchait de poser sur le sol, n'y ayant rien vu, je voulus forcer le cheval à poser en plein la face inférieure du pied, mais malgré tous les moyens que je tentai à cet effet, je ne pus réussir ; je pensai qu'il fallait le faire déferrer, et visiter le pied de plus près et plus à fond ; le propriétaire d'un caractère un peu brusque, me dit « par « ma foi, il n'y a pas si loin, d'ici chez moi, il faudra bien « qu'il y arrive, » je le suivis, mais la boiterie augmenta très promptement, et bientôt au point, que l'animal ne pouvait plus poser que le pinçon du fer du pied boiteux, en baissant, chaque fois, très fortement la hanche du même côté pour arriver avec le pied jusque sur le sol ; malgré cela, cet homme toujours plus avide de rentrer, forçait encore son cheval davantage; alors les symptômes s'aggravèrent, et toujours au fur et à mesure qu'il s'obstinait à le faire marcher ; plus tard, l'animal ne posait que sur la face antérieure du pied et sur celle du boulet ; le fer et la sole par l'effet, et en conséquence de la grande contraction des muscles de la croupe, restaient dirigés en arrière et semblaient être attirés en remontant vers la pointe du jarret; encore plus tard, cela faisait le même effet, que lorsque les maréchaux veulent ferrer certains chevaux méchants au moyen de la plate-longe, et qu'ils leur mettent un las à un des pieds de derrière pour le lever, en faisant couler le las dans un anneau fixé à la queue et le placer à la portée du ferreur, et lorsque dans cette position, les chevaux veulent prendre un point d'appui sur le sol avec le même pied qui a été ainsi levé, alors à chaque effort que l'animal fait pour cela, on voit toute la région postérieure de ce côté s'abaisser jusqu'à ce que la face antérieure de la paroi du sabot, et celles du paturon, du boulet et même de la rotule aient rencontré le sol ; c'est à peu près en faisant de pareilles contorsions que ce cheval cheminait encore, mais accablé de fatigue par les efforts que devaient sans interruption provoquer une pareille allure, la sueur ruisselle de tous côtés, l'animal est essoufflé au plus haut degré, et bientôt épuisé par les souffrances que devait lui faire éprouver l'état spasmodique des muscles, il se laisse tomber sur la route et reste là, sans pouvoir se relever. Nous fûmes obligés de le faire dételer et reconduire, sur une voiture, chez le propriétaire.

Arrivé à l'écurie, où ce cheval a été saigné très copieusement, nous essayâmes plusieurs fois de le remettre sur ses

jambes, mais cela nous fut impossible, la maladie avait
envahi les les deux membres, et, chose très remarquable,
c'est que comme sur le cheval de Coulon, la ligne médiane
formait de même par le développement progressif des muscles de la croupe, un sillon excessivement profond. Enfin,
tous les symptômes s'aggravèrent avec une rapidité éton-
nante, malgré plusieurs saignées réitérées dans le commencement, l'application de synapismes, l'administration de breuvages et de lavements émollients et calmants, et l'emploi
de tous les moyens compatibles avec son état, tout fut
infructueux, et l'animal s'affaiblit si promptement qu'il
mourut le troisième jour.

A l'autopsie je remarquai encore un épanchement sanguinolent dans l'abdomen; l'intestin, dans certains endroits, présentait des surfaces rouge foncé, d'une étendue
variée de 15 à 50 centimètres, mais je ne remarquai absolument rien dans le canal rachidien. Je fus d'abord frappé
d'une chose, dans cette observation, c'est que cette maladie
que le hasard m'avait procuré l'occasion de lui voir faire
ses progrès pas à pas, ne ressemblait en rien à celle de la
deuxième observation, c'est-à-dire à la paraplégie.

Quatrième observation. — Contracture pelvienne suraiguë.

Le 29 octobre 1829, je fus appelé chez M. Heitsich, vers
neuf heures du soir, pour un cheval de selle qui était
tombé, soi-disant paralysé sur la route de Saint-Thierry, et
qu'on avait ramené sur une voiture à Reims. Ce cheval de
neuf ans, en très bon état, était tombé boiteux dans une
allure au pas; le cavalier ayant senti son cheval fléchir,
était descendu anssitôt, et le ramenait à la main, lorsque
voyant le mal augmenter sensiblement, et voulant le presser
pour arriver jusqu'au village le plus rapproché, il le vit

s'accroupir de plus en plus et tomber avant d'y être parvenu.

Lorsque je vis ce cheval, il était couché sur le côté gauche, je fus frappé du développement des fesses et de la forme de la croupe ; ordinairement, dans ce sujet, la ligne médiane était saillante et il avait, ce qu'on appelle, la croupe de mulet ; alors, je la trouvai arrondie, et la ligne médiane, noyée entre les muscles ischiaux qui formaient de chaque côté une protubérance très dure, donnait à ce cheval l'aspect d'un gros cheval de trait à double croupe ; les deux membres postérieurs étaient fléchis en arrière, et la face de leurs fers était aussi relevée contre les ergots dans la même direction ; cet animal était couvert de sueur, la respiration était très agitée et le pouls dur et serré donnait 70 à 75 pulsations. En tirant la tête et en excitant ce cheval pour le faire relever, malgré toutes les dispositions prises pour l'y aider, cela fut impossible, il fallut y renoncer. La section de la queue ne put fournir du sang qu'en quantité insignifiante ; l'anxiété de l'animal ne permit pas d'employer les moutardes, non plus que d'autres moyens que j'aurais voulu mettre en usage ; le lendemain, il allait très mal et il mourut le troisième jour.

A l'autopsie, quinze heures après la mort, je trouvai une coloration rougeâtre du liquide abdominal, l'intestin était bruni dans quelques parties, les artères rénales et mésentériques, ainsi que leurs ramuscules étaient très gorgées de sang noir, épais et presque poisseux ; les reins étaient aussi gorgés de sang noir très épais, il y avait encore des caillots, aussi très noirs, dans l'aorte postérieure ; la vessie contenait une urine brune comme de la lessive ; enfin une chose, d'autant plus frappante, c'est que tout ce que j'avais rencontré dans les vaisseaux était d'une couleur rouge brun foncé, et que les muscles de la croupe, qui étaient fortement gonflés, et dans lesquels je croyais rencontrer des caillots de sang, étaient tout décolorés et d'un aspect blafard, tirant sur le jaune saumoné.

L'inspection de la moëlle épinière et de ses enveloppes, ne me fit découvrir rien d'extraordinaire, et si on trouvait quelques vaisseaux injectés, ceci était moins sensible, proportionnellement, que tout ce que nous avons remarqué du côté des artères et des ramifications aortiques.

Cinquième observation. — Contracture pelvienne suraiguë.

Le 5 novembre 1829, je fus appelé le plus vite possible, sur la route de Soissons, à environ 300 mètres de la Porte-de-Reims, pour un cheval à M. Magnan, meunier à Braines, qu'on me dit être tombé sur le chemin.

A mon arrivée, je trouvai couché sur le côté, un cheval entier de six ans, en très bon état, sous poil bai-marron, ayant la respiration haletante, le corps, et principalement les flancs, couverts de sueur, le pouls plein et les conjonctives très injectées; les muscles iskio tibiaux, considérablement rétractés, déterminaient un gonflement excessif de la croupe, et formaient, à la ligne médiane, une scissure très profonde, s'étendant des dernières vertèbres dorsales, à la base de la queue; on remarquait de même une augmentation énorme dans le volume des fesses, due aussi à l'état de rétraction dans lequel se trouvaient les muscles de cette région; les boulets des membres postérieurs formaient antérieurement un angle très sensible; la face des fers était dirigée vers le derrière, et les deux membres postérieurs qui étaient sensiblement raccourcis, n'étaient aussi, dans cet état, que la traduction évidente de l'état de contraction dans lequel se trouvaient les muscles de la région ischiale. Ce cheval venait de Braines, attelé en cinquième sur une voiture modérément chargée, lorsque à un quart de lieue de Reims, sur une route magnifique, sans avoir fait, ni chute, ni effort, il se mit tout-à-coup à boiter du membre postérieur droit, le voiturier ayant examiné le pied et n'y ayant rien trouvé, continua à marcher, cependant s'apercevant que la boiterie augmentait, il se serait décidé à laisser son cheval s'il y avait eu une auberge à sa portée, ou, s'il ne se fut pas trouvé si rapproché de Reims où il espérait trouver plus facilement ce qu'il faudrait pour le secourir. Enfin, en continuant, le mal progressa encore, atteignit le membre gauche, et malgré le désir qu'avait cet homme de gagner la première auberge, à laquelle il touchait, il ne le put, car l'animal tomba avant d'y être arrivé.

La position de ce cheval n'offrait que très peu de ressources pour le traitement, il n'y avait point d'eau, point de feu, il se trouvait sur le côté de la route, et le voiturier, occupé de ses affaires, ne put y faire que très peu de chose, l'animal mourut dans la matinée du lendemain, après s'être débattu de manière à hâter sensiblement sa fin.

A l'autopsie je trouvai un épanchement sanguinolent dans l'abdomen, des caillots de sang dans l'aorte abdominale et dans les artères rénales, et aussi une décoloration inconcevable des muscles de la région pelvienne et principalement de ceux des fesses et de la croupe.

Sixième observation — *Contracture pelvienne suraiguë.*

Le 6 octobre 1830, pendant une revue de la garde nationale, je me trouvais à côté d'un cavalier qui montait un cheval hongre en parfait état, sous poil gris, et âgé de cinq ans; tout-à-coup ce monsieur sentant son cheval fléchir, me dit : « Regardez donc il me semble que mon « cheval vient de se blesser, il boite. » Effectivement, cet animal qui un instant avant, ne boitait nullement, en était à ne pouvoir que péniblement poser son pied sur le sol, il ne le posait que sur la pince, et, comme je pensais qu'il avait pris un clou dans le pied et que c'était instinctivement, pour éviter son introduction plus avant qu'il le posait de cette manière, je dis au propriétaire de sortir des rangs et de regarder dans le pied, il n'y vit rien, comme je n'étais pas convaincu, je voulus y voir moi-même, je n'en vis pas davantage, alors le cavalier pensant que c'était une espèce de spasme ou crampe, qui pourrait se dissiper en marchant, enfourcha de nouveau son cheval et voulut regagner son rang en trottant, mais cette allure étant trop pénible, il fallut aller au pas, et même au petit pas ; le mal, au lieu de se dissiper, augmenta très sensiblement en un instant. Nous résolûmes de reconduire ce cheval immédiatement chez le propriétaire, et moi, en le suivant par derrière je pus remarquer, comme chez le cheval de Pérard, de Bezannes, que la boiterie s'aggravait progressivement dans la marche, il semblait qu'à chaque pas, le membre se raccourcissait d'un degré de plus ; ainsi, après environ 200 mètres, le pied qui, avant posait sur la pince du fer, par l'effet de ce raccourcissement progressif, ne posait plus ensuite que sur le devant du pinçon. En continuant la marche, la rétraction des muscles des fesses et de la croupe augmentait proportionnellement, le pied se contournait de plus en plus en arrière et finit par ne plus poser sur le sol, qu'avec le devant de la paroi ; les articulations du boulet, du jarret et de la cuisse, à mesure que l'on voyait les muscles du haut se développer, devinrent tellement fléchies que la partie du membre droit, prise entre la pointe de la hanche et l'extrémité du pied, en pince, était diminuée au moins du quart de sa longueur.

Je remarquai aussi que l'extension pour le posé du pied était devenue impossible par la permanence des spasmes des muscles iskio-tébiaux, et que pour appuyer, tant bien que mal, le pied droit sur le sol, l'animal était obligé de baisser le train postérieur, et principalement la hanche du même côté, d'au-moins 40 centimètres plus bas que le niveau ordinaire.

Cet animal devint haletant comme s'il avait produit une course rapide ou comme s'il était soumis à un tirage excessif, et comme le propriétaire continuait à le faire marcher encore pour tâcher d'arriver chez lui, le mal s'aggravait toujours de plus en plus, les mêmes phénomènes commencèrent à se manifester du côté gauche; et enfin, à force de marcher, il arriva un moment où l'animal épuisé, et ne pouvant plus lutter contre la rétraction incessamment progressive des muscles pelviens, tomba sur la route, où malgré les excitations les plus énergiques, il fallut le laisser; il ne pouvait plus se relever; la rétraction des muscles croupiens était si violente et la ligne médiane formait un creux si profond, depuis les dernières vertèbres dorsales jusqu'à la base de la queue, que la peau du côté droit touchait a celle du côté opposé. Ceci donnait à ce cheval un aspect de richesse d'embonpoint, que, certainement, quoique très bien portant, il était loin d'atteindre avant cet accident.

Je pratiquai de suite une saignée des plus copieuses, et l'animal placé sur un camion fut immédiatement conduit chez son propriétaire.

En raison des inconvénients qu'il y a, selon moi, à traiter ces animaux en les laissant étendus sur la litière, je voulus faire suspendre celui ci, comme je l'avais déjà fait dans les cas de paralysie. A cet effet, ayant préparé ce qu'il fallait, nous essayâmes de le faire relever, mais à l'opposé de ce qui était arrivé précédemment chez Picard, où, une fois le cheval sur ses membres, lorsqu'il était par quelqu'un, mis convenablement en place, l'animal s'y était maintenu, celui-ci ne put se relever, et il fut complètement impossible de le mettre debout ; s'il redressait à peu près ses membres de devant, les membres pelviens restaient tenacement fléchis et, la contraction permanente de leurs muscles, maintenant constamment les articulations dans leur angle de flexion le plus prononcé, déterminait un état d'affaissement du train postérieur, qui rendait la position verticale complètement insupportable, l'animal ne déviait cependant pas automatiquement à droite et à gauche, comme je l'avais remarqué dans la vraie paralysie.

Si avec la force on élevait l'arrière-main, ou pour mieux m'exprimer si on plaçait la croupe au niveau du dos et du garrot, il arrivait que les sabots remontaient avec elle, et que ceux-ci se trouvaient à une distance d'environ 50 à 60 centimètres du sol, et comme il nous était impossible de maintenir ce cheval dans une pareille position, nous fûmes obligés de renoncer à le suspendre.

Dans cette description, il me semble que, comme moi, dans l'examen de ce sujet, on doit être frappé de la dissidence qu'il y a entre ces symptômes et ceux de la maladie qu'on a eu jusqu'alors l'habitude de désigner sous le nom de *paraplégie* (*Voyez* deuxième observation). Dans celle de chez Picard, que je considère comme la vraie paraplégie, les membres pelviens, étaient complètement inertes ; les os ne pouvaient être mis en mouvement ni placés dans une position quelconque par la volonté de l'animal, parce qu'alors les muscles qui sont les agents de la mobilité, lorsqu'ils reçoivent l'impulsion du cerveau, deviennent tout aussi passifs que les os eux-mêmes, lorsqu'ils ne la reçoivent plus.

Dans la vraie paraplégie, on ne doit plus percevoir l'équilibre des membres pelviens, et cependant, quand elle n'est pas à un degré des plus développés, il arrive assez souvent, lorsque les animaux sont bien placés et convena-

blement maintenus par des soupentes, qu'ils restent encore
assez facilement debout en chancelant ou en vacillant,
c'est vrai, mais néanmoins à ce premier degré les membres postérieurs sont encore des agents passifs qui peuvent
servir comme des espèces de cales, et aider baucoup l'a-
nimal à pouvoir rester suspendu; aussi les animaux peuvent être traités, pourvu, toutefois, qu'on les surveille et
qu'on prenne toutes les précautions qu'une telle position
exige. Dans les maladies des sujets qui nous occupent, cette
position verticale n'est jamais supportable; ils ne peuvent
y résister; non-seulement il y a quelque chose qui les presse
vivement et les contraint de se coucher, mais les membres
postérieurs étant raccourcis par la flexion, et remontés en
haut et en arrière, les sujets s'affaissent sur les soupentes
et succombent aux douleurs les plus violentes, si on veut
les forcer à y rester.

Dans cette maladie, j'ai encore remarqué que les muscles ne cessaient pas d'être impressionnés par le cerveau :
qu'ils n'étaient pas frappés d'inertie ; qu'ils agissaient toujours sous l'influence de la volonté de l'animal, et, qu'au
lieu de n'avoir pas d'action sur les os, de les abandonner
et de les laisser dans la position que quelqu'un leur aurait
donnée, ils fléchissaient, au contraire, très énergiquement
les uns sur les autres, et les tenaient fixés dans cette position avec une force invincible. Il est vrai que cet état a
aussi pour effet d'enrayer la locomotion, mais ici la cause
en est localisée dans l'organe musculaire lui-même, tandis
que dans la paraplégie elle est incontestablement et indubitablement dans l'organe encéphalique.

Cet animal ne pouvant donc rester sur ses jambes, il a
fallu, comme toujours (on le verra plus tard dans cette
maladie), se contenter de le traiter étant étendu sur la litière; c'est déplorable, mais dans ces conditions, il n'y a guère
de chance de succès : les animaux se tourmentent, se débat-

tent sans cesse, et généralement s'épuisent assez vite pour que le traitement soit toujours d'une application excessivement difficile et infructueuse. Les saignées furent réitérées ; des frictions calmantes furent faites sur la croupe, les lombes et les fesses, et des demi-lavements furent administrés de demi-heure en demi-heure.

Enfin, des breuvages légèrement laxatifs furent aussi donnés très abondamment, mais tout cela sans aucun succès, car l'animal, en proie à des douleurs excessives, succomba dans la journée du lendemain.

Malheureusement, dans les faits de la nature de celui que je viens de rapporter, les vétérinaires ne sont ordinairement appelés que lorsque les animaux sont déjà entièrement perclus ; aussi, les renseignements infidèles ou inexacts qu'on leur donne, ne leur permettent-ils jamais, ou que très rarement, d'en saisir les symptômes dans leurs phénomènes successifs, tels que le hasard me l'a procuré dans cette circonstance. C'est donc à cette impossibilité où se trouvent trop souvent nos confrères, de pouvoir constater par eux-mêmes cette marche progressive, que j'attribue leur silence ou la confusion qui existe dans les observations publiées jusqu'alors sur cette maladie. En parcourant, l'un après l'autre, tous les faits déjà connus sur les paraplégies, on sera étonné de ne trouver aucun de ces détails, et surpris de l'aveugle facilité avec laquelle on a pris constamment des conclusions. Enfin, on pourra se convaincre, qu'il n'y a rien d'exagéré dans les omissions que je me suis fait un devoir de signaler.

A l'autopsie de ce cheval, je trouvai dans l'abdomen quelques caillots sanguins et une coloration très prononcée de liquide séreux, en brun rougeâtre ; dans plusieurs points de l'intestin, il y avait des espèces d'ecchymoses ; l'aorte postérieure, depuis le diaphragme jusque dans ses ramifications, était remplie d'un sang noir coagulé, qui avait communiqué, à ses parois internes, une teinte violacée ; les artères mésentériques et rénales présentaient les mêmes phénomènes ; les reins étaient aussi, gorgés de sang noir ; le canal rachidien ne présentait dans la partie du renflement lombaire, qu'une injection, comparativement peu sensible, des vaisseaux. Les muscles pelviens dont j'ai signalé le gonflement, si apparent pendant la vie du sujet, avaient encore cet aspect particulier de décoloration en jaune, que j'ai déjà signalé dans les observations précédentes.

Septième observation. — Contracture pelvienne suraiguë.

Le 14 mars 1832, je fus appelé chez M. Cherni, propriétaire cultivateur à Lavannes, pour un cheval qui était tombé dans les champs, étant attelé à une petite voiture : ce cheval avait commencé par boiter de la jambe postérieure gauche, et cette jambe s'était progressivement raccourcie, jusqu'à ce que l'animal ne put plus s'en servir, et qu'il se soit abimé dans les efforts les plus violents et les plus infructueux : après l'avoir forcé, jusqu'à l'extinction de toutes ses forces, on ne put le ramener à son écurie qu'après l'avoir chargé sur une voiture.

Je remarquai sur ce cheval le même gonflement des muscles de la croupe et des fesses, une scissure excessivement profonde sur la ligne médiane, depuis et près du garot, jusqu'à la base de la queue, une flexion permanente des membres pelviens, et la direction de la face des fers en arrière ; la respiration était haletante, le pouls dur et accéléré, les conjonctives injectées, et tout le corps couvert de sueurs. En excitant ce sujet pour le faire relever, il parvint à se mettre sur ses pieds postérieurs qui ne posaient absolument que sur la pince, mais il ne put jamais les redresser assez pour les poser à plat ; et, pour se maintenir pendant quelques secondes dans cette position, il fit des efforts inouïs, qui, l'épuisant bien vite, furent insuffisants pour vaincre la force de rétraction des muscles, et lui permettre d'élever le derrière au niveau du devant.

Me trouvant encore dans l'impossibilité de suspendre ce cheval, le traitement fut infructueux et il mourut le troisième jour.

Je n'ai pu faire l'autopsie; cependant la similitude des symptômes avec ceux remarqués sur le sujet de l'observation précédente, ne me laisse aucun doute sur l'identité des deux maladies.

Huitième observation. — Paraplégie.

Le 11 mars 1832, je me suis transporté dans le village de Thillois pour un cheval ayant peu d'état, âgé de neuf à dix ans, appartenant au sieur Charles Picard, de Reims; ce cheval, dans une montagne rapide, étant au limon, avait trébuché des membres antérieurs, s'était rattrapé une première fois, mais une seconde fois était tombé sur le devant sans pouvoir se relever, les limons appuyant sur le dos et les lombes, d'un poids de 4 à 5,000 kilogrammes dont était chargée la voiture, ne le lui avaient pas permis, et il fut forcé de s'abattre complètement. Lorsque la voiture fut enlevée, on essaya de le remettre sur pied, mais le train de derrière resta immobile, et on fut obligé de le ramener sur une voiture au village où j'allai le visiter.

Je rapporte cette observation, non que la maladie qui en fait le sujet appartienne à la même catégorie que celle des observations précédentes, mais, comme je l'ai déjà annoncé plus haut, c'est pour en faire apprécier plus sensiblement la différence.

Dans ce cheval, je ne remarquai pas une agitation extraordinaire, la respiration n'était pas haletante, il n'y avait pas de sueurs générales, ni de gonflement dans les muscles de la croupe ; les membres postérieurs n'étaient pas raccourcis, ni la face des fers dirigée en arrière ; ses membres, au lieu d'être fléchis avec cette énergie insurmontable que nous avons signalée précédemment, étaient abandonnés, et restaient dans la position où on les avait placés, sans que les excitations les plus violentes pussent faire que l'animal les changeat de place.

Nous essayâmes de faire relever ce cheval, mais il se tint sur les membres antérieurs, comme un chien assis ou accroupi, sans pouvoir faire le moindre effort pour changer ou relever le derrière. En tirant les membres postérieurs en avant, de côté ou d'autre, ils se laissaient placer dans toutes les positions ; l'animal ne bougeait pas, il ne pouvait y opposer le moindre obstacle, et il semblait qu'ils ne lui appartenaient plus. Ce cheval mangeait et ne paraissait ni inquiet, ni souffrant ; le pouls était un peu développé, mais sans être très sensiblement troublé. Enfin, il était en cet état par l'effet d'une chute, et non en débutant par une claudication, comme cela s'était remarqué invariablement dans nos autres observations, avec lesquelles celle-ci ne peut et ne doit avoir rien de commun.

Ce cheval fut sacrifié et ouvert le lendemain. Dans l'abdomen, dans le thorax, et dans les vaisseaux veineux et artériels, il n'y avait rien de particulier. Sur la colonne vertébrale, à la face inférieure des quatrième et cinquième vertèbres lombaires, il y avait un commencement de désapplication, qui en rendait l'écartement plus facile que sur les autres. Dans l'intérieur du rachis, on remarquait également sur l'arachnoïde, une surface ecchymosée, de plusieurs centimètres d'étendue, plus de coloration de la substance médullaire, et un épanchement d'une petite quantité de sérosité rougeâtre ; enfin, toutes les lésions correspondaient aux diarthroses articulaires des vertèbres, sur lesquelles j'avais vu un commencement de décollement.

Ainsi, dans cette observation, cela est évident, les phénomènes ne sont plus du tout les mêmes que ceux décrits précédemment; ceux-ci, bien certainement et bien légitimement, appartiennent spécialement à la paraplégie; les lésions organiques sont, d'ailleurs, venues démontrer incontestablement le caractère de cette maladie.

Neuvième observation. — Contracture pelvienne suraiguë.

Le 11 mars 1855, un meunier d'Hermonville venait tranquillement à Reims avec un jeune cheval de quatre ans, en très bon état, attelé à une petite charrette à ridelles, lorsqu'à un peu plus d'un kilomètre de cette ville, ce cheval se mit à boiter du membre postérieur droit; le propriétaire regarde sous le pied pour s'assurer s'il n'y aurait pas une pierre ou un clou dans la sole, qui seraient la cause d'une claudication survenue aussi subitement, sans chutes, ni effort, ni faux pas. N'ayant rien découvert, il continue à cheminer, mais la boiterie augmentant encore, il devint inquiet; il eut d'abord l'idée de laisser là son cheval, et de venir me chercher; mais, conseillé par une autre personne, et étant tout près de Reims, il se détermina à poursuivre sa route. L'animal marchait avec encore plus de difficulté, et au fur et à mesure qu'il avançait, le propriétaire avait remarqué que le pied ne posait plus que sur la pince, et que toute la jambe paraissait se raccourcir. Enfin, étant à une portée de fusil de la première auberge, ce pauvre cheval, malgré les coups de fouet qu'on lui administrait pour le forcer à aller plus loin, se coucha sans qu'on put parvenir à le faire arriver; c'est dans cet état que je le vis; il était gisant sur la route; je le saignai tout d'abord, puis ne me souciant pas de le traiter au milieu du chemin, où l'on n'avait rien à sa disposition, je voulus qu'on essayât de le conduire jusqu'à la première maison, qui n'était pas à 50 mètres d'où nous étions. Ce cheval se leva sur son devant, mais, même en le soulevant par la queue, nous ne pûmes obtenir que très peu de chose des membres postérieurs qui restaient fixement fléchis ; il ne pouvait se poser, à cause de la contraction spasmodique permanente des muscles de la croupe, que sur la face antérieure des sabots et des boulets. Dans ce sujet, la scissure médiane sacro-lombaire était tellement noyée dans la masse musculaire, qui de chaque côté recouvre la fosse iliaque, que la ligne des vertèbres était complètement recouverte par la peau qui se réunissait d'un côté à l'autre. L'animal fit néanmoins quelques pas ; les jambes de devant se plaçaient assez bien l'une devant l'autre, mais les jambes postérieures paraissaient s'affaisser sous un poids énorme, et lutter avec une énergie inimaginable pour suivre le devant. Ici, il n'y avait pas d'inertie comme dans la paralysie précédente, au contraire, les efforts étaient tellement violents, qu'ils ne purent durer qu'un moment ; ce cheval n'avait pas fait six pas, qu'il fut obligé de céder et qu'il retomba tout essoufflé en paraissant être sous l'impression d'une exacerbation de douleurs les plus intenses.

Cependant, en nous y reprenant en plusieurs fois, cet animal arriva à l'écurie. Mais alors, j'avais acquis la conviction que ces tentatives réitérées lui avaient fait beaucoup de tort, et avaient énormément contribué à aggraver sa maladie. Effectivement, à dater de ce moment, les progrès furent très rapides, et il succomba le lendemain.

A l'autopsie, on trouva un épanchement sanguin dans l'abdomen, une coloration dans quelques points de l'intestin, une congestion dans les reins, principalement dans le rein droit, des caillots noirs dans l'aorte postérieure et ses ramifications, une coloration foncée de leurs membranes internes, une décoloration très sensible des muscles iliaques et ischio-tibiaux, et une dureté des artères tibio-fémorales. Dans le canal rachidien, nous avons trouvé aussi les vaisseaux plus injectés dans le renflement lombaire que dans les autres parties, mais sans rien autre de très remarquable ; cette observation, c'est positif, n'a aucun des caractères de la précédente.

Dixième observation. — Contracture pelvienne aigue.

Le sieur Laviarde, de R ..ns, arrivait de Sillery chez lui, le 11 juillet 1837, avec un cheval attelé à une voiture sur laquelle il y avait quelques meubles, qui ne pouvaient constituer qu'une charge insignifiante ; il n'avait eu en route aucun accident, et cependant, au moment de décharger les objets qu'elle contenait, on s'aperçut qu'il ne posait qu'imparfaitement, et en hésitant, le pied postérieur droit sur le sol ; on envoya, pendant qu'on terminait le déchargement, un ouvrier me prier d'accourir. Ce cheval, hongre, alezan, de six ans et en très bon état, à mon arrivée, ne prenait aucun point d'appui avec ce pied ; il piétinait constamment dessus, n'appuyait sur le sol que l'extrémité de la pince, et le membre restait incessamment fléchi. Le gonflement et la dureté des muscles de la croupe et de la fesse, du côté droit, leur état de rétraction persistante, l'inquiétude que manifestait ce cheval, le besoin qu'il paraissait éprouver d'être dételé et de se coucher, et, enfin, le caractère haletant que prenait la respiration, ne me laissèrent aucun doute sur la nature de l'affection à laquelle j'avais affaire. Avec l'expérience que j'avais acquise, qu'en forçant ces animaux à marcher dans cet état, on aggravait leur maladie et on pouvait la rendre incurable, je dus prendre la détermination de faire dételer celui-ci sur place ; et, bien qu'il n'y eut qu'une espèce de cellier dans la maison du sieur Laviarde, je ne voulus pas qu'il allât plus loin ; je le fis placer immédiatement dans cet endroit et je le traitai.

La contraction permanente des muscles de la croupe et de la fesse, et le raccourcissement du membre, étaient déjà assez forts pour que l'animal éprouvat beaucoup de peine à rester debout ; il était tellement fatigué sur ses jambes, qu'il laissa à peine le temps de faire sa litière, et qu'aussitôt il se hâta de se coucher, en haletant d'une force remarquable.

Je lui fis une forte saignée à la jugulaire, et appliquai immédiatement 500 grammes de moutarde au passage des sangles. Je fis administrer toutes les demi-heures des quarts de lavements émollients, placer sur toute l'étendue de la croupe une espèce de matelas d'étoupe qu'on humecta très fréquemment avec une décoction émolliente, et on ne donna à l'animal que des barbotages légers avec quelques sels minoratifs, sans aucun aliment solide.

Le soir, la maladie n'avait pas fait de progrès ; lorsque l'animal était debout, il avait toujours le membre postérieur droit retiré, fléchi, et, dans cette position, il souffrait et soufflait davantage, car on n'aurait pu le forcer à y rester, sans qu'il y ait eu à craindre d'aggraver le mal.

Une nouvelle saignée fut encore faite, et le même traitement fut recommandé pour la nuit. Le 12 au matin, il était encore à peu près dans le même état : il n'était sans souffrir que lorsqu'il était couché, et si on exigeait qu'il restat sur ses membres, dont ceux de derrière étaient toujours rétractés, il s'inquiétait de suite, la respiration devenait haletante et il éprouvait constamment le besoin irrésistible de s'étendre sur la litière. Les muscles de la croupe formaient toujours une protubérance très marquée ; le membre droit avait bien 12 à 15 centimètres moins de longueur que l'autre, et quand il prenait un point d'appui dessus, ce n'était qu'avec le pinçon du fer ou sur la face antérieure du sabot ; alors la hanche du même côté se trouvait d'une douzaine de centimètres plus inclinée que celle du côté opposé.

Le même traitement fut suivi jusqu'au 16, et ce ne fut qu'à dater de ce jour, que l'animal commença à supporter plus facilement la position verticale. La rétraction des muscles et tous les autres symptômes de déformation existaient encore, mais la respiration et le pouls étaient plus calmes. Ce jour-là, l'animal mangea un peu et se recoucha plus tranquillement ; les urines qui, jusqu'alors, avaient toujours été très brunes, s'étaient rapprochées de leur état naturel ; enfin, il y avait un mieux sensible, et, à dater de ce moment, de jour en jour, l'animal pouvait rester un peu plus longtemps sur ses jambes. Depuis le 24, où on le laissa libre dans son écurie, les membres se sont redressés progressivement. J'ai secondé ces progrès de résolution, par des frictions fomentatives, des infusions aromatiques et des promenades légères et fréquentes ; insensiblement la rétraction des muscles diminua, leur gonflement se dissipa, et les pieds, particulièrement le pied droit, qui était le côté le plus engagé, se posèrent plus franchement.

Enfin, petit à petit, et après un délai de quarante jours, l'animal put reprendre son travail et la guérison fut complète.

Je me suis félicité beaucoup, d'avoir, dans cette circonstance, pris la détermination de ne pas consentir à ce qu'on forçat ce cheval à la marche, car c'est à cette précaution que j'ai attribué le succès que je venais d'obtenir. Plus tard, plusieurs faits viendront énergiquement corroborer cette opinion.

Onzième observation. — Contracture pelvienne aiguë.

Le 7 février 1856, un postillon de Jonchery retournait haut le pied, lorsqu'en passant devant une auberge de Thillois, il sentit son cheval fléchir sur le derrière ; il s'arrêta ; et, comme l'animal ne posait le pied que sur la pince, il regarda s'il n'avait pas pris un clou ; mais ne trouvant rien, et pressentant qu'il pourrait y avoir de la gravité dans cette claudication, il le mit à l'écurie de l'auberge tout près de laquelle il était, et je fus prié de vouloir bien m'y transporter immédiatement.

Lorsque j'arrivai, le maréchal venait de pratiquer une copieuse saignée ; ce cheval était littéralement dans la position où j'avais trouvé celui qui a fait le sujet de l'observation précédente ; c'était un jeune cheval, gris pommelé, de six ans, en très bon état ; il avait la jambe droite postérieure toute fléchie, de la hanche à la pince ; elle était au moins de 12 centimètres plus courte que dans l'état normal ; le pied ne posait que sur le pinçon du fer et sur la face antérieure de la paroi ; les muscles de la croupe et de la fesse du même côté étaient excessivement gonflés ; le pouls était développé et très accéléré ; la respiration était haletante, surtout lorsque l'on forçait l'animal à rester debout. Le même traitement et les mêmes soins que pour le sujet précédent, furent couronnés du même succès.

Ce cheval fut le deuxième attaqué de cette maladie, que je parvins à sauver. Une chose on ne peut plus remarquable, à laquelle j'attache la plus grande importance, et sur laquelle j'insiste pour que l'on y fasse bien attention, c'est qu'aussitôt que le cheval a été frappé de cette maladie, on a cessé de le laisser marcher, et que c'est à cette circonstance particulière, qu'il faut encore en attribuer la guérison.

Douzième observation. — Paraplégie.

Le 1er mai 1836, je fus appelé chez M. Hédin, maître de poste à Sillery, pour un cheval entier, bai, de dix ans, en moyen état, qui, le matin, lorsqu'on avait voulu le sortir pour le faire boire, se mit à chanceler au point qu'il se laissa tomber à la porte de l'écurie sans pouvoir se relever. Avec l'aide de plusieurs personnes, en le levant par la queue, et au moyen d'une traverse passée sous le corps, on obtint de le mettre sur ses jambes ; alors, en le soutenant également par la queue et sur les flancs, il marcha tant bien que mal, et on put le replacer dans un coin de l'écurie où il se tint debout, toujours en vacillant, jusqu'à mon arrivée. Lorsque je vis ce cheval, il ne me parut pas inquiet ; il était sur ses quatres membres, le derrière se balançait tellement, qu'il heurtait fréquemment le mur contre lequel il paraissait heureux de trouver un point d'appui ; et, comme il ne conservait plus l'aplomb, ce mur lui était d'un grand secours pour l'empêcher de tomber. Dans ce sujet, point de symptômes qui traduisissent des souffrances ; le pouls était ordinaire, la respiration tranquille et il y avait chez lui volonté de manger. J'essayai de le faire marcher ; mais lorsqu'il était debout, ni l'un ni l'autre des membres postérieurs n'étaient rétractés ; ils étaient bien complètement allongés, et les pieds posaient à plat sur le sol ; seulement, en le forçant à avancer, ils ne pouvaient suivre les jambes de devant ; les pieds traînaient, et les membres fléchissaient si brusquement quelquefois, que si on ne l'avait pas maintenu, cet animal serait tombé au moment même. Le mouvement des rayons postérieurs était tout-à-fait automatique ; il fallait prendre une jambe et la placer devant l'autre avec la main, pour qu'il put la mouvoir et se poser dessus : souvent même, l'action des muscles sur les os était si incertaine, qu'une flexion subite pouvait entraîner sa chute, si, par une secousse ou par un mouvement machinal, l'autre membre n'était venu au secours de celui qui venait de fléchir.

Lorsque ce cheval était couché, on pouvait placer les membres de derrière à droite et à gauche, en avant ou en arrière, sans qu'il y mit le moindre obstacle et sans qu'il put aucunement les replacer selon sa volonté.

Cette petite excursion que j'avais fait faire pour étudier son état, et que j'aurais pu continuer beaucoup plus longtemps, pourvu toutefois, qu'on le soutint avec beaucoup de précautions, ne le faisait ni souffrir ni haleter ; et, contrairement à ce qui arrivait invariablement dans les perclusions concomitantes aux rétractions musculaires, la marche n'aggravait nullement la maladie. Les renseignements que je recueillis furent que, pendant la nuit, ce cheval était monté sur les autres (ses voisins) et qu'il s'était battu très fréquemment avec eux.

Cet animal fut suspendu, et, bien surveillé, il s'y maintint assez facilement pendant trente-deux jours ; ensuite, resté libre, quoique vacillant encore et ayant de fréquentes absences dans les membres postérieurs, il se remit peu à peu, et put, trois mois après, reprendre son service.

Cette observation que je viens de signaler ici, est de la même catégorie que la huitième et la deuxième. Dans ce sujet, comme sur celui de Picart, il y a eu compression et lésion de la moëlle épinière, mais il n'y a pas eu de déformation, de lésion, ni de rétraction dans les organes musculaires ; dans ce sujet, dis-je, si les muscles ont cessé leurs fonctions, ce n'est que, comme dans les deuxième et huitième observations, parce que le fluide nerveux ne venait plus exactement leur signifier sa volonté.

Selon moi, ce n'est que dans les remarques de ce genre que l'on peut trouver les symptômes de la vraie paraplégie :

je les ai même observés très fréquemment avec plus d'intensité ; entre autres, en 1827, chez M. André Porcheret, sur un baudet qui était tombé avec sa charge dans un fossé ; en 1835, sur un cheval hongre, de onze ans, à M. Oudin de Brin, qui, à la suite d'une violente secousse qu'il avait reçue étant attelé à un traînau fortement chargé, s'était trouvé brusquement arrêté dans l'angle d'un pavé de ruisseau ; en 1837, sur un grand cheval hongre à Mme veuve Goussier, lequel, avec une conformation vicieuse de la colonne vertébrale, était devenu, petit à petit, complètement paraplégique. J'ai observé des paraplégies de ce genre à la suite de prises de longe chez MM. Assy et Carbonet ; j'en ai observé à la suite d'infiltrations purulentes dans un mal de rognon, sur un cheval de cuirassier, en 1825 ; et consécutivement à une chute dans un précipice, sur un cheval à M. Piot de la Neuvilette. En 1832, j'ai observé aussi des paraplégies à la suite de trombus sur des chevaux appartenant à MM. Alard, de Bétheny, Camus-Didier, de Reims, Lamotte, de Champfleury et Châtelain, de Reims. Je l'ai vue à la suite de clapiers purulents et de déformation des vertèbres dans les maux de taupe, chez MM. Rigotteau et Guiquet ; je l'ai également vue à la suite d'un mal de garot sur un cheval à M. Massy. Enfin, j'ai rencontré les mêmes symptômes de paraplégie, après des chutes sous le cavalier, ou dans les brancards, et même une fois, entre autres, sur un cheval qui, ayant été abattu par un de mes confrères pour être opéré d'un mal de pied, n'avait pu se relever. J'ai remarqué encore la paraplégie à la suite de chutes ou d'opérations de longue durée. Mais, je le répète, ces sortes de paralysies sans déformation des muscles, qui se traduisent seulement par leur inertie, ne peuvent et ne doivent nécessairement pas être confondues avec les contractures.

Dans ce mémoire, je ne donnerai plus d'observations de

ce genre ; je ne les ai rapportées que pour rendre plus sensibles leurs dissemblances avec celles qui constituent le fond de mon travail, les *observations de contracture pelvienne*.

Treizième observation. — Contracture pelvienne suraiguë.

Le 1er avril 1838, M. Dailly, meunier, allait rentrer chez lui, à Jonchery, lors qu'un de ses chevaux, attelé à une voiture chargée de grain, tomba boîteux du membre postérieur droit ; ce cheval ne posait son pied que sur l'extrémité de la pince ; en continuant la marche, ce membre se raccourcit progressivement, au point qu'il ne put bientôt plus s'en servir. Comme cela se passait dans le village ; et, bien que le propriétaire restat encore à un kilomètre du lieu où la maladie avait débuté, on voulut, ne connaissant pas les conséquences redoutables d'une pareille détermination, y faire arriver forcément l'animal ; cela fut impossible ; il s'affaissa progressivement, et tomba. Lorsque je le vis, on était parvenu avec peine à le faire entrer dans une écurie. Ce cheval, entier, rouan, en très bon état, de l'âge de cinq ans, était couvert de sueur et haletait à suffoquer ; il avait les membres postérieurs fléchis avec tant de tenacité, par la rétraction des muscles, que, lorsqu'avec l'aide de plusieurs personnes on avait pu parvenir à le placer sur une sous-ventrière préparée avec intelligence pour le suspendre, et que le dos et la croupe se trouvèrent dans une position horizontale, les pieds de derrière étaient à 50 centimètres au-dessus du sol. La croupe était doublée, pour ainsi dire, la ligne médiane excessivement profonde, et la face des fers, comme toujours, très fortement dirigée en arrière.

Enfin, dans cette maladie, il y a des symptômes qui ont un cachet spécial, et auxquels on ne peut se méprendre lorsque, déjà, on a été à même de les observer. Si l'animal parvient à se mettre sur ses pieds, la colonne vertébrale est voussée comme un cerçeau ; les pieds antérieurs vont se placer sous le corps, le plus possible ; en même temps l'animal allonge le col et la tête autant qu'il peut, en avant ; le bout du nez arrive même jusque sur la terre, et les deux pieds postérieurs, si tous deux sont envahis, se trouvent fléchis en arrière, comme s'ils étaient attirés par une corde, aux crins de la queue. Qu'on se figure un cheval dans cette position, et on aura le tableau le plus fidèle d'un cheval contracturé, surtout lorsqu'on le force à rester debout, ou qu'on veut le faire avancer.

Le cheval du sieur Dailly ne put rester suspendu, malgré une avaloire, et tout ce qu'on avait su imaginer de mieux, pour réussir. Une toile placée sous le ventre, coula en avant, l'arrière main enleva l'avant-main, et les efforts, ainsi que l'inquiétude, déterminés par les souffrances, nous forcèrent à laisser l'animal libre sur la litière.

Des saignées déplétives, des calmants, des délayants et des dérivatifs, employés avec zèle et intelligence, ne purent améliorer la position de ce cheval; il mourut le surlendemain.

A l'autopsie, nous voyons d'abord une teinte sanguinolente du liquide séreux abdominal et une injection des artères rénales et mésentériques ; le rein droit, principalement, était gorgé de sang noir, et des caillots, aussi très noirs, se trouvaient dans l'aorte abdominale et se prolongeaient dans ses ramifications. En outre, chose constante, c'était la décoloration excessivement sensible, des muscles des fesses et de la croupe, et leur nuance saumonée. Quant au canal rachidien, il y avait un peu de coloration dans la partie lombaire, mais cela paraissait être plutôt un effet de stases sanguines dans l'aorte et ses ramifications, que le siége essentiel de la maladie et la cause véritable des symptômes que nous avons observés.

Ainsi, je le demande encore, y a-t-il dans ce sujet la moindre analogie de symptômes avec ceux de l'observation Hédin ? Evidemment non, car ceux-ci sont bien distincts des premiers, et il y a dans ces deux cas deux maladies que l'on ne peut confondre.

Quatorzième Observation. — Contracture pelvienne aiguë.

Le 31 octobre 1856, au moment ou le cocher de M. Jeune-homme descendait de cheval à l'effet de faire ouvrir les portes pour rentrer chez lui, il crut s'apercevoir que son cheval boitait du membre postérieur gauche ; en le conduisant à l'écurie, il ne posait effectivement le pied que sur la pince : Ce cocher se hâta de venir me chercher.

Ce cheval avait six ans, il était en très bon état, mais je fus frappé du développement des muscles croupiens et de la profondeur de la scissure formée sur la ligne médiane ; l'animal était inquiet, il piétinait constamment avec le pied gauche qu'il ne posait sur le sol qu'avec le devant du pinçon du fer ; le pouls était dur et accéléré, les conjonctives injectées, la respiration haletante, et des sueurs abondantes couvraient toutes les surfaces du corps ; ce cheval était contracturé.

Je pratiquai une saignée à chaque saphène ; j'appliquai de forts synapismes au passage des sangles, de larges compresses sur la croupe, et, enfin, des demi-lavements et des breuvages de même espèce furent administrés avec une addition graduée de sulfate de soude.

Le lendemain, il n'y avait pas de progrès sensibles dans la maladie, et le même traitement fut ordonné et suivi pour toute la journée du 1er novembre.

Le 2, l'animal urina et fienta dans la journée (il est remarquable que dans cette maladie les urines, particulièrement celles des premières évacuations, sont constamment

d'un brun-foncé comme de l'eau de purin), et la position
resta à peu près la même que les deux jours précédents;
dès le début, il avait témoigné beaucoup de peine à rester
sur ses jambes, et si on le forçait à garder cette position,
il souffrait très sensiblement et les symptômes s'aggravaient
à vue d'œil. Le 8 seulement, il resta un peu plus facilement debout, et quoi qu'ayant encore la jambe gauche
dans un état de flexion aussi prononcé que dans les premiers jours, il fit quelques pas dans l'écurie où on l'avait
laissé en liberté, mais néanmoins, avec le besoin bien prononcé de se recoucher promptement. Il y avait ce jour là un
mieux notable; plus tard, quelques frictions résolutives, des
promenades, très légères d'abord, ensuite un peu plus lon-
gues, et un régime convenable, achevèrent la guérison qui
ne fut complète qu'au bout de cinq semaines.

Selon moi, ce nouveau succès ne peut être encore attribué qu'au hasard qui a permis que ce cheval ne soit atteint
de cette maladie que tout près de l'écurie; s'il l'eut été dans
les champs, l'influence qu'exerce la marche dans ces circonstances est tellement pernicieuse, que, pour ce sujet,
comme pour les autres, cette affection eut été infailliblement mortelle.

Quinzième Observation. — Contracture pelvienne suraiguë.

Le 25 mars 1840, M. Thiéret père, propriétaire à Reims,
eut un cheval de six ans, qui fut ramené chez lui tellement
contracturé qu'il ne put arriver jusqu'à l'écurie; il tomba
dans la cour où il reçut les premiers soins.

Ce cheval, en très bon état, avait commencé par boiter,
étant à la charrue, et l'intensité qu'avait prise cette boiterie, fit prendre au domestique la résolution de le ramener
à la maison; mais l'animal ne put arriver qu'affaissé sur

ses jarrets par une rétraction excessive de tous les muscles de la croupe.

Etant indisposé dans ce moment, je ne pus voir ce cheval ; un de mes confrères l'avait saigné plusieurs fois, et lui avait prodigué, avant mon arrivée, tous les soins en rapport avec sa position.

Lorsque je le vis, la croupe était doublée par le boursouflement des muscles croupiens qui étaient d'une dureté et d'une résistance sans pareille ; il y avait une augmentation très considérable de tous les angles des rayons pelviens ; la face des fers était dirigée en arrière, et la corde, ainsi que la pointe des jarrets, venaient presque se superposer contre la face postérieure des fesses.

Le pouls était serré, dur, précipité ; la respiration était courte et haletante ; il y avait des sueurs excessivement abondantes qui étaient déterminées par les souffrances et l'anxiété de l'animal ; enfin, l'ensemble de tous les symptômes me firent penser que ce cheval devait succomber avant vingt-quatre heures, à une maladie dont le siège me paraissait évidemment dans les grands muscles de la région pelvienne.

A l'autopsie, j'ai trouvé encore des quantités notables de caillots noirs dans la portion abdominale de l'aorte postérieure, une coloration très brune de sa membrane interne, et une décoloration des muscles croupiens sur lesquels on remarquait toujours cette nuance saumonée, dont j'ai constamment parlé dans les autopsies précédemment faites, des sujets qui ont succombé à des phénomènes semblables.

Je n'ai pu visiter l'intérieur du canal rachidien.

Voici encore un sujet, qu'on a forcé à marcher étant frappé de la contracture pelvienne, sur lequel les moyens thérapeutiques sont restés sans succès ; ceci devait être, et nous n'en verrons jamais d'autres, car, sous l'insistance de la marche, cette maladie devient toujours nécessairement mortelle.

En rapportant un si grand nombre d'observations ayant tant de similitude entre elles, je crains bien de devenir monotone et ennuyeux ; cependant, l'espoir d'établir irrévocablement les différences qui existent entre cette maladie et la paralysie, et celui de pénétrer tout le monde de mes convictions, me fait insister sur l'exposé de tous les faits que j'ai pu observer; toutefois, pour ne pas continuellement me répéter, je me ferai un devoir, dorénavant, de les abréger et de les restreindre le plus possible.

Seizième Observation. — Contracture pelvienne aiguë.

Le 1ᵉʳ février 1841, je fus appelé chez M. Bernard à Reims. Un propriétaire de Puisieulx, venait d'arriver à une des portes de notre ville avec un très bon cheval bai, de six ans, attelé à une petite carriole, lorsqu'en quittant l'octroi, ce cheval se mit à boiter du membre postérieur droit; il entra de suite dans la maison Bernard où je ne tardai pas à me rendre ; cet animal ne posait le pied que sur la pince; les muscles de la croupe étaient fortement gonflés, et le rayon raccourci ; il haletait fortement, piétinait et éprouvait le plus grand besoin de se coucher. Plusieurs personnes qui étaient présentes à ma visite, et, parmi elles, M. Thiérot père, qui, l'année précédente, avait perdu le cheval qui a fait le sujet de ma précédente observation, me dirent : « M. Demilly, ce cheval est paralysé, il est perdu, c'est autant de mort. »

Je n'adoptai pas ce pronotic, parce qu'alors, comme je l'ai déjà fait remarquer, je savais que, sous l'influence d'une marche persévérante, cette maladie devenait constamment mortelle, et qu'au contraire, toutes les fois, qu'à l'appari-

tion des premiers symptômes, on avait pu suspendre cette
marche, non-seulement ceux-ci n'augmentaient pas d'intensité, mais la maladie guérissait, je pourrais dire invariablement.

Ceci résulte non-seulement des observations qui me sont
personnelles, mais encore de la plupart de celles publiées
par les autres auteurs; on pourra se convaincre facilement
que si, jusqu'alors, cette particularité n'a pas encore été
signalée, elle est évidente dans la plupart, ou plutôt dans
l'ensemble des faits rapportés sous le nom impropre de
paraplégie. Ainsi, lorsqu'un sujet atteint de contracture
pelvienne a été forcé à la marche, il ne peut guérir; dans
le cas contraire, il ne doit pas en mourir. Le cheval qui
fait le sujet de cette observation devait guérir; il fut ré-
tabli en un mois.

Dix-septième observation. — Contracture intermitante.

Le 24 janvier 1841, un cheval hongre de sept ans, en très
bon état, appartenant à M. Mallange, étant attelé à une diligence, se mit à boiter tout-à-coup d'un des membres postérieurs et s'abattit presqu'au même moment; la voiture
lancée à grand train, ne put être arrêtée assez vite et l'a-
nimal resta charrié sur la place. Comme cet accident se
passait à peu de distance de Reims, je fus appelé et je
m'y rendis aussitôt.

Je trouvai l'animal couché sur la route, portant deux
blessures profondes, l'une à l'avant-bras, l'autre au-des-
sous du genou du membre antérieur gauche; la peau
était lacérée ainsi que les tissus soujaçants, et l'os était
à découvert dans les deux endroits du membre sur lequel
la roue de cette diligence était passée; je fis relever ce
cheval, mais comme il paraissait souffrir beaucoup et ne
posait que très difficilement, malgré nous, il se recou ha

aussitôt; alors, je pris le parti de le faire charger sur un camion et de le renvoyer chez le propriétaire pour y être traité de ses blessures.

Sept semaines après cet accident, ce cheval, que nous crûmes guéri, fut mis à la charrue, et voici ce qui arriva: après avoir parcouru 2 ou 3 kilomètres à côté d'un autre, il commença à boiter du membre postérieur gauche; progressivement, la boiterie augmenta au point que, bientôt il ne put plus se soutenir sur le derrière et qu'il se coucha avant d'avoir pu arriver jusqu'à l'écurie; on crut qu'il avait des coliques, on lui administra quelques lavements, et le lendemain il n'y parut plus.

Quelques jours après, ayant voulu le soumettre au même travail, les mêmes phénomènes reparurent, et ainsi, encore une troisième et une quatrième fois: alors on me fit prier de passer de nouveau chez M. Mallange.

Le 22 mars, je visitai ce cheval à l'écurie; il me parut bien portant: je le fis sortir, il ne boitait nullement; je le fis atteler à la charrue: dans les premiers moments il marchait encore parfaitement et sans paraître gêné. Cependant, après quinze minutes d'un tirage soutenu, je commençai à reconnaître un peu de raideur dans l'allure du membre postérieur gauche. Ayant fait continuer la marche, je m'aperçus que le pied ne posait plus à plat, que la pince seule posait sur le sol, et que tout le rayon se raccourcissait sensiblement. En persévérant dans cet exercice, je vis les mêmes phénomènes augmenter d'intensité, la rétraction des muscles Ischio-Tibiaux et Ilio-Aponévrotiques, devenir de plus en plus forte, et le membre se raccourcir davantage. La respiration devint haletante, le flanc se corda, et l'animal parut beaucoup souffrir; la sueur commença à se montrer sur plusieurs parties du corps, et en continuant encore, le membre gauche devint plus fléchi et, conséquemment, la marche plus difficultueuse. Lorsque le pied gauche posait à terre, le jarret et la rotule y arrivaient aussi tout près : si c'était le pied droit qui était posé, le premier restait exagérément fléchi en arrière en haut, et se trouvait, par la contraction permanente des muscles croupiens, élevé de plusieurs centimètres au-dessus du sol : ensuite, les mêmes phénomènes se développèrent sur le côté opposé, et les deux membres se trouvant tous deux rétractés, l'animal ne pouvait plus avancer ; ce n'était que par des efforts inconcevables et par une espèce de saut, qu'il parvenait encore à suivre le devant ; il ne put résister d'avantage ; il semblait qu'un poids insupportable l'écrasait et l'obligeait à s'affaisser sur la place, et à se coucher : mais aussitôt dans cette position, il paraissait se reposer et être heureux de ne plus être sous la domination d'une puissance accablante qui l'aurait tué, s'il avait lutté plus longtemps.

Je fus frappé de rencontrer une aussi parfaite indentité de phénomènes avec ceux que j'avais remarqués sur le grand nombre de chevaux qui ont déjà fait l'objet de la plupart de mes observations : c'était absolument les mêmes symptômes. Si l'on ne m'avait assuré que, depuis son accident, toutes les fois qu'on avait voulu faire travailler ce cheval, on avait développé la même chose, et que tout cela allait se dissiper dans un instant, j'aurais cru que cet animal était bien atteint de la contracture pelvienne aiguë, et que, comme les animaux que j'avais déjà traités, il devait en mourir.

Au bout d'un quart d'heure, les symptômes se dissipèrent ; les extrémités des membres postérieurs, qui étaient devenues froides, reprirent de la chaleur, les jambes revinrent à leur souplesse, la croupe, qui était devenue double, reprit sa conformation normale, la respiration se calma, la sueur se sécha, et enfin, l'animal, après une demi-heure de repos, avait repris son état ordinaire ; il s'était relevé, et il marchait comme un cheval en bonne santé.

Je devais revoir ce cheval dans la quinzaine, mais le 4 avril, j'appris que le propriétaire, désespérant de le sauver, s'était décidé à le faire abattre, et je n'ai pu assister à l'autopsie.

Évidemment, ce cheval était tombé contracturé le 24 janvier, étant attelé à la diligence; la chute qu'il a faite ce jour-là, a été toute accidentelle et n'a du avoir aucune influence sur le développement de la maladie, qui, sur ce sujet, était périodique, et consécutive à des causes qui s'expliqueront ultérieurement.

Dix-huitième observation. — Contracture aiguë.

Le 14 Novembre 1841, la laitière de M. Charles Petit, de Taissy, passait devant la porte de M. Forget, cultivateur à Reims, lorsque celui-ci s'étant aperçu que le cheval de cette femme boitait fortement du pied postérieur droit, l'en prévint, lui en donna un autre pour continuer la vente de son lait, entra le malade dans son écurie, le saigna et m'envoya chercher. A mon arrivée, celui-ci était étendu sur le côté; l'ayant fait relever, je m'apperçus qu'il ne pouvait rester dans cette position; les douleurs qu'il éprouvait se traduisaient par une respiration excessivement haletante, la jambe droite ne pouvait s'allonger au même dégré que l'autre, et la contraction des muscles croupiens formaient déjà une protubérance énorme; le pied ne posait que sur le pinçon du fer, et, lorsqu'il atteignait le sol, la hanche de ce côté, était inclinée dans la proportion de la différence de longueur qu'il y avait entre le membre droit et le gauche. Enfin, l'intensité des symptômes augmentait en raison de l'insistance que l'on mettait à forcer l'animal à rester debout.

En réitérant la saignée, avec des synapismes, des lavements, des fomentations et des frictions astringentes et résolutives, ce cheval fut guéri.

Dans cette observation, il y a encore la même remarque à faire. Avec l'appui des faits précédents, il me paraît d'une certitude manifeste, que la contraction pelvienne, nonseulement ne se développe que pendant la marche, ou sous l'influence d'une excitation dans la circulation, mais de plus, c'est que tout aussitôt que l'animal qui en est frappé cesse d'être sous cette influence, le mal, à l'instant même, cesse ses progrès ; toutefois cependant, pourvu qu'il ne soit pas arrivé à un dégré tel, que les fonctions soient compromises, et qu'elles ne puissent plus se remettre en équilibre.

Plusieurs observations viendront encore ultérieurement corroborer cette opinion d'une manière précise et irréfragable.

Dix-neuvième observation. — Contracture intermittente.

Cette observation, que j'avais communiquée à M. le professeur Goubeaux, a été déjà publiée dans le *recueil de médecine vétérinaire ;* mais comme c'est à elle, en partie, à qui je dois mes convictions à l'égard de la cause des contractures pelviennes et du pronostic que je crois pouvoir établir sur leurs terminaisons, j'ai dû la rapporter encore, quoique très succinctement, dans ce mémoire.

Le 15 octobre 1841, M. Rigotteau de Reims ramenait de Rethel un cheval qu'il y avait acheté : ce cheval, après un trajet de 8 à 10 kilomètres, fut surpris par une maladie qui le força de s'affaisser, et de se coucher sur la route en manifestant plusieurs symptômes que je vais avoir l'occasion de décrire dans un instant ; quelques moments après être resté étendu sur le sol, l'animal se releva et se remit à marcher, mais pour, encore après avoir fait 2 kilomètres, retomber dans le même état ; enfin, ce ne fut qu'avec peine, et après plusieurs accès semblables, que cet animal fut ramené jusqu'à Reims.

Environ huit jours après, je visitai ce cheval à l'écurie ; il paraissait jouir de la plus parfaite santé ; dehors, pendant un exercice au pas et au trot, dans les premiers moments, rien encore ne dévoilait l'existence d'aucune affection, et le praticien le plus habile, le plus expérimenté et le plus perspicace, n'aurait alors pu rien découvrir. Cependant, guidé par les renseignements que m'avait donné le propriétaire, je fis prolonger l'exercice, et après avoir parcouru environ 2 kilomètres, cet animal commença à avoir quelque peine à ramener le membre postérieur gauche en avant ; puis il boita sensiblement, et en insistant sur la marche, il ne posa bientôt plus son pied que sur la pince. En continuant encore, il y avait de plus en plus difficulté ; le membre se raccourcissait toujours : alors, pour poser le pied gauche, la hanche de ce côté s'inclinait, et la rétraction des muscles devint si forte, que lorsque l'animal étant debout, sur le membre droit, dont le rayon était à son maximum d'extension, le sabot du membre opposé ne descendait pas plus bas que le jarret. Pour atteindre le sol, avec le pied du membre rétracté, il fallait que toute la région supérieure se baissât d'autant qu'il y avait de distance entre la terre et le jarret, puisque, dans sa plus grande extension, le pied du membre rétracté ne pouvait pas le dépasser : l'extrémité inférieure était devenue très froide.

En continuant à faire marcher ce cheval, les symptômes augmentèrent toujours et la marche devint tellement pénible qu'il fallait le frapper pour le forcer à continuer ; il devint haletant, le flanc se corda, la sueur poussait de toutes parts, puis, éprouvant les douleurs les plus vives, il paraissait s'affaisser sous un fardeau, contre lequel ses forces ne pouvaient plus lutter. Enfin, les deux membres furent pris du même mal, qui arriva à un dégré où l'animal se serait laissé tuer de coups sans pouvoir aller plus loin; effectivement, il succomba et fut terrassé sur le sol. Aussitôt couché, il parut soulagé et se remettre immédiatement de tant de fatigues; le repos venait de lui restituer les forces qu'il avait épuisées l'instant d'avant. Petit à petit, l'état de prostration se dissipa, et l'on vit les membres postérieurs qui avaient été pris tous deux, se réchauffer, se rétendre, et recouvrer leurs facultés normales; la sueur se sécha, la respiration et le pouls revinrent à leur rytme naturel, et enfin, l'animal, après dix ou quinze minutes dans le décubitus, se releva et il n'y parut plus.

Il y a dans ce fait, une ressemblance parfaite, incontestable, entre les symptômes de la première période, et ceux des observations précédentes; il y a ici une analogie que personne ne pourra méconnaître.

A l'autopsie, nous trouverons des choses d'une conformité tout aussi frappante; ceci est trop saisissable, trop digne de grande considération pour qu'il ne nous ait pas paru indispensable de les consigner immédiatement.

Je l'ai déjà dit plus haut, ce cheval, toutes les fois qu'on le soumettait à un travail ou à un exercice un peu prolongé, tombait, non paraplégié, mais dans l'état de contracture que je viens de décrire; aussi, ne pouvant l'utiliser, fut-on obligé de le sacrifier, et il fut abattu le 30 septembre suivant.

Voici donc ce que nous rencontrâmes à l'ouverture du cadavre. Dans l'aorte postérieure, des caillots qui, en se modifiant, se prolongeaient jusque dans les artères fémorale, tibiale et obturatrice gauches; à l'extérieur, ces dernières étaient dures et irrégulières, leurs parois étaient bleuâtres et comme ecchymosées; en les incisant, on trouvait des concrétions lamelleuses, grises et brunâtres (1), qui ressemblaient on ne peut plus exactement à celles que l'on rencontre dans les trombus anciens de la veine jugulaire. Ces concrétions étaient disposées en couches superposées, ayant en certains endroits, dans leur disposition, de la ressemblance avec un chapelet de moules à boutons ; dans d'autres, les caillots paraissaient être formés par couches circulaires et avaient une disposition semblable à des tubes placés les uns dans les autres ; ils adhéraient aux parois artérielles, seulement, dans les ramifications du côté gauche.

La décoloration des muscles de la croupe, dans ce sujet, n'était peut-être ici, peu sensible, que parce qu'il était mort par effusion, et sans être dans son état de contracture.

A dater de ce moment, je ne pus douter davantage de la cause déterminante de la contracture pelvienne, puisque, dans ce sujet, je pouvais la faire développer à volonté ; alors, il est resté pour moi, on ne peut plus évident, qu'à l'autopsie, je venais de découvrir les lésions sous l'influence desquelles on pouvait la déterminer, et que c'étaient les concrétions sanguines artérielles que je viens de signaler.

L'entière similitude qui existe entre les phénomènes que nous avons observés pendant la vie de ce sujet et les désordres que nous avons trouvés après la mort, avec tout ce que nous avons signalé et décrit dans nos observations précédentes de contracture, n'est pas contestable, nul ne peut en douter, car cette similitude est complète dans les symptômes, dans les phénomènes, et, comme nous aurons

---

(1) La différence que je fais entre les caillots et les concrétions, c'est que les premiers sont formés par du sang tout nouvellement déliquefié et encore sous forme de gelée, et que les deuxièmes sont tout-à-fait dures et d'une formation beaucoup plus ancienne.

plus tard encore, l'occasion de nous en convaincre, elle l'est également dans les lésions cadavériques.

Maintenant, que se passait-il dans le cheval de M. Rigotteau.

Ce cheval, très bien portant en apparence, se trouvait avoir, dans certains points des ramifications artérielles, quelques concrétions anciennement organisées, qui, toutes les fois que ce sujet n'était pas placé sous l'influence d'une excitation circulatoire, ne paraissaient pas empêcher toutes ses fonctions de se faire parfaitement. Cet animal buvait, mangeait et marchait, sans que rien ne vint dévoiler chez lui l'existence d'une altération quelconque.

Pourquoi cela se passait-il ainsi, puisque le sujet était atteint de lésions organiques permanentes ?

Parce que, lorsque cet animal n'avait pas été excité par la marche ou le travail, il arrivait que le sang pouvait encore traverser paisiblement les vaisseaux restés libres ; qu'ainsi, il les parcourait tranquillement, à son aise, sans précipitation, et que, malgré les quelques obstacles qu'il rencontrait dans certains endroits des artères, il avait assez de temps pour se frayer d'autres voies et continuer son cours ; qu'alors il pouvait les trouver dans les anastomoses nombreuses que les vaisseaux ont entre eux, lesquelles, dans ce sujet, s'étaient développées et multipliées sous l'influence d'une maladie qui leur avait donné le temps d'être assez volumineuses pour suppléer, jusqu'à un certain point, à l'oblitération des artères primitivement engagées. Mais ensuite, lorsque le travail, ou un exercice un peu violent, avait excité la circulation, il arrivait aussi, que les dispositions anastomotiques et les artères restées libres, ne suffisaient plus au passage du sang ; celui-ci, au lieu de circuler lentement comme précédemment, se trouvant chassé plus impétueusement, sous l'impulsion beaucoup plus énergique du cœur, s'accumulait en quantité considérable dans les branches et les troncs artériels; ensuite, en arrivant surabondamment dans le tissu musculaire, il le distendait démesurément, et à un dégré qui augmentait incessamment et progressivement sous l'influence de la marche. Enfin, dans cet état de tension, transversalement dilatée (1) par son injection et gênée par celle des vaisseaux intersticiels, la fibre musculaire ne pouvait revenir sur elle-même; elle était incapable de réaction. La locomotion devenait difficultueuse, pénible, ou tout-à-fait impossible, selon la somme d'obstacles qui s'élevaient à proportion de la persistance de la marche, et conséquemment jusqu'à ce que l'animal succombe aux efforts et aux douleurs qu'un tel état de choses devait produire ; c'est ce qui arrivait. — Mais plus tard aussi, lorsque, après avoir cessé de marcher, cet animal, dans le décubitus, était resté quelques moments en repos, le système capillaire anastomotique ayant eu le temps, de prendre successivement un développement proportionné aux oblitérations formées par les concrétions sanguines, le sang, peu plastique chez lui, trouvait dans ce développement, lorsqu'il n'était pas chassé avec la même impétuosité, un passage supplémentaire assez facile pour pouvoir recirculer. Dans ce repos, petit à petit, la circulation redevenait suffisante et l'animal pouvait se trouver, après un certain temps d'inaction, dans un état apparent de santé ; il n'y avait plus de contracture.

Comme je l'ai déjà dit précédemment, nos remarques à ce sujet, devaient modifier nécessairement et d'une manière absolue, l'opinion que, dans le principe, nous nous étions

---

(1) D'après *Béclar* selon *Lecat*, *Verheyen*, *Vieussens et Mascagny*, chaque fibre musculaire est l'assemblage de vaisseaux continus aux artères.

faite de la contracture et de la cause qui pouvait ou devait
la déterminer ; en effet, on ne peut mettre en doute que,
dans ce cheval, les concrétions et les oblitérations que nous
avons rencontrées dans les artères fémorale et tibiale gauches, et dans d'autres divisions de l'aorte du même côté,
étaient de graves obstacles à la circulation. On ne peut
guère contester, non plus, que toutes les fois que cet animal était excité par un exercice quelconque, ce n'était qu'à
ces mêmes concrétions, qui empêchaient la colonne de
sang, chassée par les contractions du cœur, de parcourir
l'espace qui, dans l'état normal, lui était réservé, qu'on
pouvait aussi attribuer l'engouement surabondant du tissu
musculaire et sa stagnation dans les grosses artères.

Conséquemment, l'identité de ces phénomènes est tellement frappante avec ceux de nos précédentes observations
de contracture, qu'il reste évident que celle-ci ne peut être
attribuée qu'à des à concrétions ou à des oblitérations des
voies de la circulation, ainsi qu'à l'engorgement des capillaires et à celui de toutes les fibres musculaires croupien-
nes, fessières et lombaires que nous avons constamment
signalés ; et aussi, consécutivement, l'état de gonflement
et de contracture dans lequel tombaient les sujets à la suite
d'une marche un peu active, ou pendant un travail plus
ou moins modéré, lorsque toutefois le sang, sous une influence assimilative trop active, avait acquis un trop haut
dégré de plasticité.

Pour moi, aujourd'hui, il est bien avéré qu'on ne peut raisonnablement attribuer les phénomènes de la contracture
à aucune autre cause, et que ce n'est qu'à cet ordre de lésions seul, que l'on peut rattacher tous les symptômes que
nous venons de signaler, lesquels, jusqu'alors, avaient toujours été confondus avec ceux de la paraplégie.

En effet, qu'avons-nous remarqué dans toutes les autres
observations qui précèdent, excepté dans les deuxième, hui-

tième et douzième, qui appartiennent à une autre catégorie? Identiquement les mêmes symptômes et les mêmes phénomènes pendant la vie, et, à l'autopsie, les mêmes lésions; seulement, avec cette légère différence, que, dans ce dernier sujet, la maladie étant déjà ancienne, nous avons découvert les désordres essentiels d'où dérive la contracture : c'est-à-dire, les concrétions obsturatrices que nous avons rencontrées dans les artères du membre postérieur gauche, et que, si sur les autres sujets, nous ne les avons pas aussi positivement constatées, c'est que, chez eux, leur formation étant toute récente, elles étaient moins palpables. Cependant les stases et les caillots sanguins, que nous avons constamment signalés dans les régions voisines, ne peuvent nous laisser aucun doute sur une aussi complète similitude dans les lésions pathologiques et dans les phénomènes symptomatiques.

Ainsi, on s'explique facilement ce que, sur les jeunes chevaux bien nourris, ne faisant presque rien ou travaillant très modérément, dont les organes digestifs ont toute l'énergie et toute l'activité possibles, la sangnification a de pouvoir ; on comprend aussi, à quel degré de richesse et de plasticité, le sang doit parvenir, sur des animaux dans de semblables conditions. On peut également comprendre que la circulation puisse devenir quelquefois très difficultueuse ; que, sous des influences qui peuvent ne pas être encore appréciables par nous, il se forme une oblitération dans quelques-unes des ramifications artérielles, et que cette oblitération puisse se former dans une des extrémités des membres postérieurs où les vaisseaux ne se trouvent pas sous une pression bien forte de la fibre musculaire, et où le sang est obligé de prendre une direction ascendante pour revenir au centre de l'appareil circulatoire ; ensuite on conçoit, lorsque l'oblitération a lieu sur un point, que l'animal commence à s'en inquiéter et à en souffrir ; que le cœur s'agite et que la circulation s'accélère. On peut encore concevoir très facilement, que le sang, sous l'impulsion énergique qu'il reçoit, n'ayant pas d'issue dans uue des parties des vaisseaux qu'il parcourait ordinairement avec facilité, est obligé de prendre d'autres voies ; que dans celle-ci, étant injecté violemment, il dépasse ses limites naturelles et arrive dans les ramuscules capillaires les plus ténues, et dans les fibres musculaires qu'il maintient dans les conditions de dilatation où elles étaient au moment où elles venaient de se contracter. Dans cette condition de dilatation, et sous cette impulsion encore et toujours croissante de l'exaltation circulatoire, l'injection augmente et détermine le gonflement et la résistance exagérée des muscles de la croupe, qui rendent si profonde et si sensible la ligne médiane rachidienne, et cette scissure remarquable que j'ai signalée dans presque toutes mes observations.

C'est cette injection, sans aucun doute, qui entretient la retraction, parce que chaque fois que le membre est fléchi, le sang envahit de plus en plus le tissu musculaire dilaté, et l'empêche de reprendre sa position première ; alors il maintient le raccourcissement du membre dans tout le rayon du côté qui est frappé.

Si l'animal atteint de cette maladie, n'est pas forcé dans sa marche, si on le fait arrêter assez tôt, si on le calme, si on le saigne, si le mal n'est pas arrivé au point que la circulation soit complètement interrompue dans certaines parties des ramifications artérielles, si la stase n'existe pas encore dans l'aorte ou dans quelques branches ou rameaux principaux, alors, comme dans le sujet de cette observation, lorsque, par la marche, on ne l'avait contracturé que moyennement, moins promptement sans doute, parce que les mêmes dispositions anastomotiques n'existent pas, mais en quelques jours, la résolution s'opérera et l'animal sera sauvé.

Mais si vous poursuivez l'exercice lorsque l'animal est déjà contracturé, il arrivera encore, comme dans le sujet de cette observation, un moment où l'animal deviendra perclus et sera complètement terrassé ; les vaisseaux capillaires et le tissu musculaire étant engorgés, la circulation ne pourra plus se faire dans un grand nombre de vaisseaux, et, comme le sang, dans les animaux plus spécialement frappés de cette maladie à l'état aiguë, est excessivement épais, chargé de fibrine et qu'il se coagule très promptement, il arrivera encore que, sous l'influence de cette facilité de coagulation, de cette tendance à la décomposition et à la désassociation des parties intégrantes du sang, que la maladie s'aggravera excessivement vite ; qu'elle fera souffrir horriblement l'animal, et qu'elle finira par le faire périr.

C'est bien là le tableau de la contracture pelvienne aiguë et la marche qu'elle suit ordinairement.

Ce que nous avons vu dans les observations précédentes, nous l'a déjà démontré ; ce que nous verrons dans les observations suivantes, nous le confirmera.

Vingtième observation. — Contracture pelvienne aiguë.

Le 27 avril 1842, un domestique de l'hôtel du *Lion-d'Or*, revenait de la forge avec un cheval de sept ans, bai, en très bon état, lorsqu'à 50 mètres de l'hôtel, ce cheval se mit à boiter du membre postérieur droit, et rien que pour arriver jusqu'à l'écurie, cet animal ne pouvait plus se tenir sur le derrière ; lorsque je le vis, il était couché, étendu sur le côté, ayant les muscles croupiens durs et très exubérants ; relevé, on remarquait un raccourcissement du membre malade tel, que le pied ne pouvait que très difficilement arriver sur le sol, où il ne posait qu'avec le pinçon du fer ; dans cette position, debout, ce cheval piétinait, s'inquiétait beaucoup et paraissait éprouver le plus pressant besoin de se

coucher ; sa respiration devenait plus haletante, son pouls
plus développé, et ce n'était qu'en le battant qu'on pouvait
l'en empêcher ; mais aussitôt qu'on le laissait s'étendre sur
la litière il paraissait beaucoup moins souffrir, et alors la
maladie cessait de faire des progrès.

Je saignai ce cheval, je lui fis appliquer des synapismes
au passage des sangles, j'ordonnai des breuvages laxatifs,
des lavements délayants et quelques fomentations astringentes et résolutives sur toute l'étendue des muscles contracturés.

Le lendemain, l'animal se tenait encore difficilement
debout, mais comme il n'allait pas plus mal, je me crus
autorisé à pouvoir pronostiquer qu'il guérirait ; effectivement, les muscles se dégorgèrent, la résolution s'opéra insensiblement, et la guérison se fit en trois semaines.

Vingt-et-unième observation. — Contracture pelvienne suraiguë.

M. Lhotelain, propriétaire à Reims, avait envoyé le 5 juillet 1842 un cheval alezan à la charrue ; à environ 2 kilomètres de cette ville, après une heure de travail, ce cheval devint boiteux du membre postérieur droit ; le domestique qui le conduisait se mit en devoir de le ramener chez
son maître parce qu'il crut voir le mal augmenter sensiblement sous l'influence du travail ; il parvint avec beaucoup de peine à le faire rentrer, étant tout-à-fait courbé sur
ses membres postérieurs, et tellement harassé, qu'il ne
put arriver jusqu'à son écurie, et qu'il tomba sur le fumier
de la cour.

Lorsque je vis ce cheval qui avait cinq ans, et qui était en
très bon état, il avait les membres postérieurs, et plus particulièrement le membre droit, énormément fléchis ; les muscles
de la croupe étaient très développés et remittents, et la ligne
médiane excessivement profonde ; la respiration était hale-

tante, le pouls très dur, tendu et accéléré, et une sueur abondante ruisselant sur toute la surface du corps.

Ce cheval était frappé d'une contracture pelvienne aiguë, qui avait atteint un degré qui ne pouvait me permettre d'espérer le guérison ; aussi, quoique jeune, vigoureux et en plein état, il mourut le cinquième jour.

A l'autopsie, je trouvai les sérosités abdominales très sanguinolentes, des concrétions dans les artères tibiales droites et des caillots noirs dans l'aorte postérieure et dans les reins ; les muscles de la croupe et des fesses, étaient d'une couleur jaune saumonée ; dans le canal rachidien les vaisseaux étaient injectés sans que cependant il y ait eu d'exudations, ni rien à quoi on puisse être raisonnablement en droit d'attribuer les phénomènes que nous avons observés pendant la maladie.

Quand les nerfs sont excités (dit Bichat) ils sont un peu plus rouges , il y a une plus grande quantité de sang qui y afflue, mais *je n'ai jamais observé que cela interrompit leurs fonctions ;* quant à la prétendue compression de l'origine des nerfs par le sang qui se porterait au cerveau ou à la moelle, (dit le même auteur) personne ne peut la concevoir, *on ne conçoit de compresssion à l'origine des nerfs, que dans les épanchements à la base du cerveau.*

Ainsi donc, dans ce sujet, non plus que dans les autres, nous ne pouvons attribuer les phénomènes morbides à cette légère injection de quelques vaisseaux rachidiens.

Maintenant, pourquoi donc avons nous eu, dans ces deux dernières observations, des terminaisons aussi dissidentes ? La guérison pour l'une, et la mort pour l'autre? Incontestablement ceci ne peut s'expliquer que par la discontinuation des causes de développement et d'aggravement, qu'on ne peut voir que dans la marche, sur le sujet du premier de ces deux cas, et par son incessante et sa trop tardive interruption dans le dernier.

Ainsi, nous avons trouvé constamment et sans aucune exception, chez tous les sujets contracturés à l'état aigu, la même cause d'origine *(la jeunesse et l'embonpoint)*, conséquemment, la jeunesse et l'embonpoint, sont inévitablement les causes prédisposantes de cette maladie ; comme aussi la marche, ou une excitation quelconque des fonctions musculaires ou de la circulation, ont été constamment les seules causes déterminantes.

Vingt-deuxième et Vingt-troisième observations. — Contractures pelviennes aiguës.

Le 17 mars 1843, M. Modêne fils, marchand de laines à Reims, revenait de se promener tranquillement avec un cheval noir de quatre à cinq ans, en très bon état, lorsqu'à une demi-lieue de Reims, je le vis descendre de sa voiture et s'occuper de son cheval qui venait de tomber boiteux. Quoiqu'à une distance assez éloignée, j'avais déjà reconnu que ce cheval était contracturé ; le membre postérieur gauche ne posait que difficilement sur la pince ; il était sensiblement raccourci; l'animal était inquiet et piétinait ; il était manifeste que l'animal éprouvait un impérieux besoin de se coucher et de s'étendre sur le sol ; ce qui, avec le raccourcissement d'un des membres postérieurs, sont les symptômes les plus caractéristiques et les plus constants de la contracture pelvienne.

A l'instant même, je fis dételer l'animal sur la route et je dis au propriétaire *si vous voulez sauver votre cheval, il ne faut pas le bouger*, et dans deux ou quatre heures, si vous le ramenez chez vous, il faudra encore prendre de grandes précautions ; c'est-à-dire, ne lui faire faire que quinze à vingt pas et vous arrêter pour continuer après un petit intervalle ; et même ne pas continuer du tout, s'il soufflait ou paraissait se lasser: dans ce dernier cas, il faudra le laisser se coucher.

Aussitôt détélé, l'animal s'empressa de s'étendre sur le côté ; il fut saigné, bouchonné et couvert convenablement sur le lieu même où il venait de s'affaisser ; on suivit très exactement les instructions que j'avais données, et le lendemain je le revis à Reims, où du reste, comme il n'en était que très peu éloigné, il était, avec beaucoup de temps et de grandes précautions, parvenu dans la nuit, sans encombre.

Le lendemain, lorsque je le visitai, la maladie n'avait pas fait de progrès, la croupe était gonflée, le membre était raccourci par la rétraction des muscles, et lorsqu'on forçait ce cheval à rester levé, il souffrait encore ; mais les soins ayant été convenablement continués, au bout de cinq jours il restait plus longtemps et plus volontiers sur ses jambes, puis, peu après et graduellement, la contracture diminua et l'animal recouvrit complètement la santé.

Le 11 septembre, même année, aux environs de Boult-sur-Suippes, dans les mêmes circonstances, ce cheval fut encore repris de la même maladie. M. Modéne, connaissant ma manière de procéder, fit arrêter son cheval sur la place même, envoya chercher un maréchal pour le saigner, et après un long repos sur l'endroit où il avait été frappé, il fut prudemment reconduit au plus prochain village. Au bout de neuf jours il ne se tenait pas encore très facilement sur le membre gauche qui était encore raccourci par la contracture, mais insensiblement la rétraction et le gonflement des muscles pelviens se dissipèrent et le pied finit par poser complètement à plat.

Ces deux faits démontrent encore parfaitement, et bien évidemment, combien, dans cette maladie, l'interruption de la marche et de toute action musculaire peut être favorable et salutaire.

Plus tard d'autres observations viendront tout autant et avec la même évidence, démontrer ce que la persistance dans la marche peut avoir de funeste.

Vingt-quatrième observation. — Contracture pelvienne aiguë.

M. Lajoye, propriétaire à Reims, eut un cheval de six ans, en très bon état, qui tomba contracturé le 7 avril 1843, en ramenant une petite voiture chez lui, rue de Venise. On crut que ce cheval avait des colliques et je fus appelé. A mon arrivée, je fis relever l'animal; son pied postérieur droit ne posait que sur la pince ; il avait le membre fléchi, les muscles de la croupe et de la fesse plus développés et d'une résistance plus forte qu'à l'ordinaire ; on voyait en outre, que, dans la position verticale, la respiration devenait haletante, que l'anxiété augmentait sensiblement, et que l'animal ne pouvait résister à une espèce d'accablement qui exigeait qu'il se couchat. Je me gardai de le laisser promener comme on a l'habitude de le faire dans les coliques ; il fut saigné copieusement, et, avec un traitement conforme aux exigences de son état, fut guéri en une quinzaine de jours.

Vingt-cinquième observation. — Contracture pelvienne suraiguë.

On trouve peut-être que je multiplie à l'excès mes observations, mais je tiens tellement à la démonstration de toutes les particularités de cette maladie, que je ne puis m'arrêter à cette considération. Du reste, comme je viens déjà d'en manifester l'intention, pour être plus bref, je ne rapporterai, des faits, que ce qu'ils ont de plus saillant.

Le 6 octobre 1843, le sieur Blondel, cultivateur-propriétaire, demeurant à Reims, eut un cheval gris, hongre, de forte taille, de cinq ans, en parfait état et très vigoureux, qui, étant à la herse, tomba tout-à-coup boiteux du membre postérieur droit ; cette boiterie augmenta subitement, et, pour ce motif, on crut convenable de le ramener ; mais le progrès fut si rapide et l'intensité si grande, que cet animal s'affaissa dans la cour où il arriva contracturé au plus haut degré ; les membres postérieurs très énergiquement retirés sur eux-mêmes, maintenus fléchis et dirigés en arrière par la rétraction la plus forte et la plus violente des muscles iskhio-tibiaux, fémoraux et aponévrotiques, ne permettaient plus à l'animal, qui était complètement accroupi sur ses jarrets et sur ses fesses, de relever l'arrière-main. Tout haletant, accablé et harassé par une marche qui lui était si pénible, à mon arrivée, il était complètement étendu à la porte de l'écurie qu'il n'avait pu avoir le courage de franchir. Ce cheval ayant été forcé, dans le début de sa maladie, de marcher, il ne devait pas guérir ; effectivement il mourut le sixième jour.

Je ne pus faire l'autopsie ; seulement j'ai su que les muscles des fesses et de la croupe se trouvaient très sensiblement décolorés.

Vingt-sixième observation. — Contracture pelvienne aiguë.

Le 8 octobre 1843, je fus appelé chez M. Sarazin, propriétaire à Gueux. Vers midi, près de son domicile et en revenant des champs, un cheval hongre, bai, de cinq ans, tomba boiteux d'un des membres postérieurs. Le propriétaire ne sachant ce qui était la cause de cette claudication et craignant une fourbure, saigna son cheval ; mais s'apercevant qu'il ne pouvait allonger le membre ni se poser dessus, il m'envoya chercher. Je trouvai ce cheval contracturé ; et, comme il n'avait pas été forcé dans sa marche depuis le moment où il avait été frappé, je pronostiquai la guérison, et la guérison eut lieu.

Vingt-septième observation. — Contracture pelvienne aiguë.

Le 17 mars 1844, en traversant le village de Thillois, le
sieur Flour-Rouiller, s'aperçut que son cheval de limon
boitait du membre postérieur droit ; il le mena devant une
auberge où, après l'avoir dételé, il fut placé aussitôt.
En très peu de temps la maladie fit de rapides progrès ;
cependant il put encore assez facilement le rentrer à
l'écurie. Ce cheval, entier, jeune et en très bon état, était
fortement contracturé du côté droit, il ne se tenait qu'avec
de grandes souffrances sur ses jambes et on ne pouvait
l'empêcher de se coucher.

Je pratiquai de suite une forte saignée, j'ordonnai des
moutardes, des lavements et je dus le revoir le lendemain.

Le 19, le membre était de beaucoup raccourci, la face du
fer tournée en arrière et les muscles des fesses et de la croupe
rénitents ; mais la maladie n'ayant pas fait de progrès, j'eus
l'opinion que le cheval guérirait, parce que la marche n'a-
vait pas été assez persévérante pour que l'injection de la
fibre musculaire et des vaisseaux intersticiels, fut arrivée
à un point où il n'y a pas d'espoir de réaction, et l'animal
se rétablit.

Vingt-huitième observation. — Contracture pelvienne aiguë.

Le 30 décembre 1844, un domestique à M. Petit-Delbourg,
s'arrêta devant chez moi pour me faire visiter un cheval
de six ans, en très bon état, qui boitait du membre
postérieur gauche ; ce cheval, venant de La Rivierre,
reconduisait chez son propriétaire une petite voiture
chargée de linge, lorsque le conducteur s'apercevant qu'il
ne marchait que sur la pince se décida à me le faire voir.
Cet animal devenait contracturé ; je le fis dételer et

reconduire à la main à son écurie, en recommandant de prendre beaucoup de précautions et d'arrêter, si cela était nécessaire ; ce cheval parvint jusque chez lui. Le lendemain la maladie n'ayant pas fait de graves progrès, l'animal guérit.

Vingt-neuvième observation. — Contracture pelvienne aiguë.

Le 2 janvier 1845, un domestique à M. Lejeune, cultivateur à Reims, sortait une voiture de fumier pour les champs, lorsque son cheval de limon, très fort, jeune et en bon état, devint tout-à-coup boiteux du membre postérieur gauche. Étant tout près d'une pièce de terre appartenant à son maître, cet homme résolut, pour ne pas fatiguer ce cheval dont le mal paraissait augmenter, d'entrer dans cette terre et de le dételer pour le ramener immédiatement. Mais, soit précipitation, soit maladresse, en tournant la voiture il la versa et le cheval fut terrassé ; cela retarda sa rentrée, quoiqu'il ne fut guère qu'à deux cents mètres de son domicile ; cet accident le sauva très probablement des conséquences plus graves que la maladie aurait pu avoir

Je vis ce cheval quelques instants après : le membre postérieur droit était fléchi ; les muscles des fesses et de la croupe, du même côté, étaient durs, gonflés et renitents ; le pied ne posait que sur le pinçon et l'animal piétinait et éprouvait le plus pressant besoin de se coucher. Enfin, sans aucun doute, il devenait contracturé de ce membre.

Avec le repos, je mis en usage les saignées, les moutardes et des lavements délayants ; je fis faire des frictions de vinaigre aromatisé ; le lendemain l'animal allait assez bien et il guérit encore en un mois environ.

Trentième observation. — Contracture pelvienne aiguë.

Un très bon cheval, noir, de 4 à 5 ans, à M. Rigotteau, de Reims, arriva avec beaucoup de peine, le 12 février 1845, à une auberge située sur la route de Laon. En mon absence M. Charlier, mon collègue, eut l'obligeance de voir ce cheval pour moi et, selon l'acception habituelle du langage vétérinaire, il était paralysé du derrière. Vu la gravité de la position, M. Charlier et moi, nous y retournâmes le lendemain ; à notre arrivée le cheval était étendu tout à plat sur le côté ; il était couvert de sueur ; il avait la respiration et le pouls très accélérés : les membres postérieurs étaient fléchis et la face des fers dirigée en arrière ; les muscles des fesses étaient épaissis et ceux de la croupe, durs et résistants, déterminaient par leur exubérance, comme dans toutes les contractures, une scissure très profonde de la ligne médiane. Cet animal, peu de temps après notre arrivée expulsa une assez grande quantité d'urine, qui était, comme à l'ordinaire dans cette maladie, brune, presque noire et ressemblait, à très peu de chose près, à du sang corrompu.

Je fis relever le cheval ; il supporta difficilement cette position ; les membres postérieurs étant fléchis, ne posaient les pieds que sur les pinçons du fer, en souffrant et soufflant beaucoup ; il ne put y rester que trente ou quarante secondes. Mais, comme la veille, lorsque M. Charlier l'avait quitté, il n'avait pu y rester davantage, quoique la maladie n'ait pas fait de progrès : je rassurai de suite, et M. Charlier, et le propriétaire, en leur disant que, selon moi, ce cheval avait été assez à temps arrêté dans sa marche pour que l'affection ne soit pas arrivée à un degré de gravité où elle dut nécessairement être incurable, et je garantis qu'il guérirait. Cette déclaration qui, rapportée ainsi, peut-

paraitre excessivement prétentieuse, n'est cependant que pour traduire ici l'assurance avec laquelle, dans ce cas, on peut établir son pronostic, comme MM. Charlier et Rigotte au peuvent encore l'attester, et que c'est dans l'intérêt de la science que j'en parle ; j'espère donc qu'on voudra bien ne pas mal interpréter les prétentions qu'elle parait me donner. Ce cheval guérit.

Trente-unième observation. — Contracture pelvienne intermittente.

On a été insensiblement tellement entraîné à confondre la contracture avec la paraplégie, qu'on en est arrivé à voir dans des boîteries intermittentes, des symptômes, et même un caractère de paralysie. Il est inoui qu'on ait conclu, parce qu'un cheval boite (sans dire comment), qu'il est paralysé. (*Voir le Mémoire de* M. GOUBEAUX, *sur les paralysies causées par l'oblitération des artères. Recueil 1846-578*).

Le 6 mars 1846, le cocher de M. Rœdérer, passait dans la rue de Vesle, avec deux chevaux attelés à un brëkc, lorsque l'un d'eux se mit à boiter d'un des membres postérieurs ; se trouvant en face la maison d'un maréchal, le cocher y déposa son cheval et vint me chercher. Mais n'étant pas arrivé après un long temps d'attente et après que le maréchal l'eut déferré du pied boiteux pour voir s'il n'y trouverait rien, ce cheval fut reconduit avec précaution chez le propriétaire où je ne le vis que le lendemain.

Le 7, je ne remarquai qu'un peu de raideur dans la marche. J'ordonnai 8 ou 10 jours de repos et des ablutions fréquentes d'eau froide sur le boulet, pensant qu'il pouvait être le siége du mal et la cause de la boiterie.

Le 15, ce cheval sortait pour la première fois depuis son accident. Mais, quoique marchant bien en partant, il vint boiteux dans un de nos faubourgs ; l'ayant vu dans cet endroit et ayant reconnu la contracture, il y resta jusqu'au lendemain, qu'il fut reconduit, avec les plus grandes précautions chez le propriétaire.

Le 17 du mois suivant, après un mois de repos et de traitement, il fut de nouveau sorti sans boiter, mais quelques moments d'exercice ramenèrent encore la contracture.

Je ne le revis ensuite que le 24 ; tous les symptômes étaient de nouveau disparus ; quelques jours plus tard, je fis conduire ce cheval au manège civil ; en ma présence il y fut promené pendant un quart d'heure au petit trot. La marche resta régulière, mais, en continuant cet exercice, il commença à tirer le membre postérieur droit, puis, ce membre parut ne plus s'allonger assez pour que la sole du pied posat à plat et au complet ; ensuite, il ne posa plus que sur la pince. Enfin, en persistant toujours, il traînait plus fortement ; la jambe se raccourcit au point qu'il n'atteignit que difficilement le sol et que le pied ne posait que sur le pinçon du fer. Les muscles de la croupe se gonflèrent et formèrent une scissure très profonde sur la ligne médiane. L'animal soufflait, la respiration devint haletante, et la sueur ruisselait de toutes parts, lorsque le sabot du membre rétracté était devenu très froid ; enfin, ce membre se raccourcit, de plus en plus, et la marche devint tellement difficultueuse, et si pénible, que ce malheureux cheval, après avoir été éperonné à l'excès pour l'empêcher de se coucher et le forcer à continuer sa marche, est devenu complètement perclus et contracturé, et que, dans l'impossibilité de marcher plus longtemps, il s'affaissa et s'étendit de tout son long sur le côté.

Alors, tout aussitôt dans cette position il semblait soulagé, respirer plus librement et se remettre des fatigues terribles qu'il venait de supporter.

Pendant plus de deux mois que ce cheval resta à ma

disposition, j'ai pu provoquer et remarquer plusieurs fois et à des degrès différents, selon l'insistance de la marche, les mêmes phénomènes, et constater que ceux-ci étaient le reflet exact et le plus frappant de ceux que nous avons constamment rencontrés dans nos contractures aiguës.

Ce cheval de M. Rœdrer, a été donné et abattu à la campagne ; il était affecté de contraction qui avait oblitéré les artères tibio-fémorale et crurale gauches.

Trente-deuxième observation. — Contracture pelvienne chronique.

M. Leconte aîné, fabricant de produits chimiques, me fit appeler, le 19 mars 1847, en consultation avec mon collègue, M. Charlier, pour un cheval qui, depuis quelque temps, ne marchait que difficilement et ne pouvait pas travailler.

Ce cheval, six semaines avant, en rentrant le soir à l'écurie, était tombé boiteux du membre postérieur droit ; M. Charlier, appelé aussitôt, l'avait saigné immédiatement et, depuis, l'avait traité sans avoir pu encore arriver à le guérir.

Lorsque je vis ce cheval, il ne souffrait plus comme au début de la maladie, mais il boîtait encore très fort ; il y avait rétraction du muscle trifémoro-rotulien, qui se traduisait par un gonflement et par une rénitence très sensible, ainsi que par un raccourcissement considérable du membre postérieur hors-montoir. En avançant, cet animal ne haletait pas comme dans la contracture aiguë, mais il ne pouvait poser le pied que sur le pinçon du fer, et en baissant la hanche, de manière à rendre la locomotion très fatigante et le travail régulier impossible. Cependant, il ne vacillait aucunement et marchait avec assurance et fermeté ; il n'y avait pas de paralysie, il y avait seulement une contracture locale qui n'a dû être consécutive qu'à une oblitération momentanée d'artères, laquelle a donné lieu à un engouement des muscles qui, à cause d'une réaction trop peu énergique, n'a pas su se résoudre et aura déterminé le passage de cette maladie à un état chronique.

Comme dans ce cheval, la circulation générale me paraissait parfaitement rétablie, j'ai été d'avis que la marche serait un puissant résolutif. Ce moyen a été suffisant, car il a marché depuis cette époque, et il s'est, quoique très lentement, remis en travaillant.

En conseillant la marche et l'exercice, il semblera peut-être que je me trouve en contradiction avec ce que j'ai dit précédemment. Néanmoins, si on veut bien remarquer qu'ici nous n'étions plus au début de la maladie, c'est-à-dire dans le moment où le gonflement des muscles ne se fait que par rapport à l'oblitération des artères inférieures et qu'en proportion de l'activité et de l'impétuosité donnée à la circulation dans les artères supérieures, on restera convaincu que cet avis était sage et très rationnel dans cette circonstance.

La contracture pelvienne où l'engorgement des masses musculaires, n'est jamais primitive, et ne se développe, pendant la marche, qu'en conséquence des oblitérations qui se sont produites dans quelques-uns des rameaux artériels d'un des membres postérieurs. Quand l'oblitération existe, si l'on excite la circulation chez l'animal sur lequel elle vient de se former, le sang, qui n'a plus toutes ses issues libres et qui se trouve encore plus impétueusement lancé par le cœur, pénétre la fibre musculaire lorsqu'elle est dilatée, la congestionne et l'engoue au point qu'elle ne peut plus revenir sur elle-même et que toute espèce de réaction devient impossible. Alors c'est la contracture ; et si on persiste à exciter l'animal il arrivera que, de conséquence en conséquence, sa perte deviendra certaine et inévitable. Mais lorsque, l'oblitération formée, l'animal a été arrêté assez à temps, il peut arriver que le sang, en circulant paisiblement dans les anastomoses, puisse se frayer d'autres routes ; que petit à petit la voie oblitérée redevienne libre, et ensuite que l'inflammation ou la douleur musculaire s'éteigne et cesse d'exister ; dans ce dernier cas, si l'eugouement musculaire ne s'est pas dissipé, s'il n'a pas disparu entièrement, il est rationnel, nécessaire, et même indispensable, de faire marcher l'animal, parce qu'alors, l'excitation, et la pression que la marche produit sur les masses musculaires encore engouées, doivent aider et hâter leur résolution.

Trente-troisième observation. — Contracture pelvienne aiguë.

Le 19 août 1847, un très bon cheval hongre. de 5 ans, appartenant à M. Lallemand-Barbier, de Reims, en rentrant de l'abreuvoir, devint tout-à-coup contracturé du membre postérieur gauche. Comme ce cheval fut immédiatement placé à l'écurie, il guérit.

Trente-quatrième observation. — Contracture pelvienne aiguë.

Le 1er mars 1848, M. Demoulin, de Courcy, amenait à Reims un très bon cheval de trait, de 5 ans, vendu à un marchand, lorsqu'arrivé dans le faubourg Saint-Thomas, ce cheval tomba contracturé du membre postérieur droit. Cet animal fut immédiatement placé dans une auberge et saigné ; je le vis très peu de temps après ; le gonflement des muscles de la croupe et le raccourcissement du membre étaient très sensibles ; il ne posait le pied que sur la pince, et la grande difficulté qu'il éprouvait à rester debout, indiquait manifestement la nature de sa maladie.

Cet animal n'ayant pas été forcé se rétablit en trois semaines.

Trente-cinquième et trente-sixième observations. — Contractures pelviennes aiguës.

Le 28 avril 1849, un bon cheval, bai, de 5 ans, à M. Verdelot, de Reims, étant attelé à une calèche, tomba en ville boiteux du membre postérieur gauche, ce cheval immédiatement fut ramené avec précaution à une écurie où il arriva avec beaucoup de peine et où je le vis tout aussitôt ; il soufflait beaucoup et ne restait qu'avec peine un instant sur ses jambes. Les muscles des fesses et de la croupe étaient durs, renitents ; les membres, et plus spécialement, le gauche, étaient fléchis en arrière ; enfin ce cheval était fortement contracturé. Néanmoins, quoique ne se relevant pas complètement, il se tenait assez sur ses membres pour que je puisse espérer qu'il guérirait. Effectivement la guérison eut lieu.

Le 30 juillet suivant, ce même cheval fut une seconde fois atteint de la même maladie. Mon collègue et successeur, M. Baudesson, qui l'a visité cette deuxième fois, en me rapportant ce fait, le considérait aussi d'abord comme une paralysie des membres postérieurs. Cette deuxième fois, comme la première, ce n'était encore qu'une contracture, et puisque l'animal n'avait pas été plus forcé à la marche, il fut de même guéri.

Trente-septième observation. — Contracture pelvienne aiguë.

Le 19 novembre 1849, M. Cliquet, de Reims, eut un cheval en très bon état qui tomba contracturé en rentrant à l'écurie : il ne fut pas forcé ; il guérit.

*Trente-huitième observation.   Contracture pelvienne sur-
aiguë.*

Le 22 décembre 1850, Mme veuve Durbecq, d'Ormes,
venait à Reims avec une petite voiture à ridelles, lorsque,
un très bon et très fort cheval, qui la conduisait, tomba
contracturé sur la route. Cette dame voulut gagner une
auberge du faubourg, mais la rétraction des muscles devint
si forte que cet animal ne put gagner l'écurie et qu'il
s'affaissa dans la cour ; lorsqu'il essayait de marcher, la
flexion des membres postérieurs en arrière était telle, qu'il
ne posait que sur la face antérieure des boulets et que les
rotules nétaient guère qu'à quinze ou vingt centimètres du
sol. Malgré les nombreuses saignées et les soins donnés à
propos par mon collégue, M. Baudesson, l'animal mourut
le troisième jour.

L'aorte postérieure, à l'autopsie, laissait voir extérieure-
ment, une nuance brune-violacée ; de gros caillots noirs
remplissaient l'intérieur de toute la portion abdominale
ainsi que celui des artères rénales et mésentériques ; des
concrétions moins noires se remarquaient aussi dans les
fémorales, artères fessières et iliaco-musculaires. Enfin, les
muscles de la croupe et des fesses présentaient, comme
toujours, une décoloration et une nuance jaune-saumoné.

Ces derniers désordres, dans les masses musculaires
pelviennes, que j'ai constamment indiqués et signalés à
chaque autopsie, me paraissent etre une attestation évidente
et irrécusable du siége de cette maladie dans ces muscles,
et s'ils ont échappé à presque la totalité des auteurs qui
ont confondu dans leurs écrits, la contracture avec la
paralysie, il y en a cependant quelques-uns qui, sans en
faire une spécialité de lésions dans ces maladies, les avaient
déjà signalées.

Ainsi, dans le *Recueil* de 1824, page 439, Coulbeaux, de Melun, en rapportant une observation qu'il désigne sous le nom de *Paraplégie* (de laquelle il ne décrit aucun des caractères) donne les détails suivants : « A l'autopsie, je » remarquai que les psoas étaient d'une couleur rouge-» pâle ; que leur décoloration était d'autant plus prononcée » que l'on examinait leur substance plus près de leur » origine ; que les iliaco-trochantiniens étaient changés d'aspect. Leur substance était d'une belle couleur jaune ; » les faisceaux musculaires étaient presque confondus, et » le tissu musculaire qui les unit était à peu près détruit. » Dans d'autres points et du côté opposé, il y avait mani-» festement des ruptures de la fibre musculaire qui offraient la preuve incontestable d'un travail morbide aigu. »

M. Bouley jeune aussi, dans une observation publiée dans le huitième volume du même ouvrage, après avoir décrit les symptômes d'une maladie qu'il considère d'abord comme une boîterie intermittente et dans laquelle, à la fin, parce que l'animal ne peut plus se relever, il a cru trouver les signes de la paralysie, rapporte, page 522, les faits sui-vants : « Je fus frappé de la couleur que réfléchissaient les » muscles de la cuisse ; ils étaient pâles et décolorés et » beaucoup plus consistants que dans l'état naturel. Les » ayant incisés longitudinalement, je remarquai qu'ils » étaient profondément altérés, et dans une étendue de » vingt centimètres sur dix de large, ils formaient une » masse presqu'homogène dans laquelle on retrouvait à » peine la texture musculaire. »

Evidemment dans ces observations, comme dans celles que j'ai rapportées, il y a ici encore un fait morbide irré-cusable qui n'avait pas toujours complètement échappé aux investigations et aux recherches de tous les auteurs.

*Trente-neuvième observation. — Contracture pelvienne sur-
aiguë.*

M. Montaurent, meunier au moulin d'Huon, me fit appeler
le 6 avril 1851, pour une très bonne jument qui était
devenue contracturée étant à la charrue ; elle fut forcée
pour revenir des champs et elle mourut en quelques jours.
A l'autopsie, nous avons rencontré absolument les mêmes
désordres que dans le sujet précédent, et M. Baudesson,
mon collègue, a pu constater comme moi, que, dans le canal
rachidien, il n'y avait qu'une injection complètement insignifiante.

Quarantième observation. — Contracture pelvienne aigaë.

Le 8 du même mois, la même maladie s'est déclarée,
par une claudication, sur un jeune, excellent et très fort
cheval appartenant à M. Thiérion, ce cheval était tombé
malade étant à la herse, et encore ici, comme toutes les
autres fois, ce cheval ayant été forcé pour le ramener.
s'est affaissé dans la cour sans qu'on ait pu parvenir à lui
faire atteindre son écurie. Il est mort le dixième jour.

A l'autopsie, nous avons toujours remarqué la décoloration des muscles, des caillots noirs dans l'aorte et du sang
concrété dans l'artère femorale. Le canal rachidien a été
ouvert et, après dix jours de maladie, nous n'avons rien
découvert excepté une injection insignifiante des quelques
vaisseaux autour de la substance médulaire ; peut-être
aussi un peu de coloration, mais en vérité rien de saillant
et de comparable, proportionnellement, aux désordres que
nous avons remarqués dans les paralysies.

Quarante-unième observation. - - Contracture pelvienne aiguë.

Le 26 juin 1851, mon collègue, M. Baudesson, a donné des soins à un cheval gris, de cinq ans, appartenant à M. Dupin. Ce cheval que j'ai visité était devenu fortement contracturé du membre postérieur droit pendant qu'il s'agitait, étant en proie à de violentes coliques. Ce cheval n'ayant pas été forcé à la marche et les coliques s'étant promptement calmées, fut guéri en quelques semaines.

Quarante-deuxième observation. — Contracture pelvienne suraiguë.

Le 18 mars 1852, M. Baudesson s'est rendu dans une auberge située à environ 4 kilomètres de Reims, où un cheval appartenant à un messager de Neufchâtel, qui était tombé contracturé à environ 2 kilomètres de cet endroit, n'avait pu arriver qu'après avoir été forcé et dans un état d'épuisement complet ; cet animal mourut après trois jours de maladie ; à l'autopsie nous avons encore remarqué la décoloration des muscles, et du sang concrété dans les artères des fesses, de la jambe et de la cuisse droite.

Quarante-troisième observation. — Contracture pelvienne aiguë.

Enfin, dans le mois d'avril de la même année, M. Baudesson a encore été appelé, dès le matin, pour donner des soins à un cheval bai, en très bon état, appartenant à M. Guénet, marchand de farine ; il venait d'être dételé et rentré dans une maison de la rue Large, parce qu'il était tombé paralysé d'un des membres postérieurs.

Cet animal n'était que fortement contracturé. Les muscles de la croupe étaient gonflés, la rotule saillante et le rayon droit fléchi très fortement ; il ne marchait qu'avec d'énormes difficultés, mais comme il n'avait pas été forcé, qu'il ne fut reconduit à son écurie, qui n'était que très peu éloignée de l'endroit où il avait été déposé, que le soir, et avec beaucoup de précaution, ce cheval guérit.

Dans ce sujet néanmoins, il est resté pendant un assez longtemps, quelque chose dans la marche, qui indiquait un restant de rétraction de quelques-un des muscles de la région supérieure, car le rayon droit était resté fléchi et plus court que le gauche ; chaque fois que l'animal posait le pied sur le sol, il était obligé de baisser davantage la hanche de ce même côté. Il y a encore eu ceci de remarquable et qui prouve que cette maladie est bien produite par des stases sanguines, et aussi une interruption dans quelques parties des organes de la circulation, c'est que chez lui le sabot du membre contracturé s'est déformé et qu'il s'est produit dans la boîte cornée le même effet que celui qui résulte de certaines fourbures chroniques.

Ici se terminent les observations que j'avais à produire ; cela a été bien long, mais comme ce n'est que par l'expérience et au fur et à mesure que les faits se sont rencontrés, que j'ai pu acquérir la conviction qu'il y avait dans la perclusion des membres postérieurs du cheval, deux maladies bien distinctes, j'ai voulu tout dire et employer ce mode de publication des faits dans leur ordre successif, parce que, s'il est moins méthodique, je pense qu'il sera plus frappant et que j'arriverai plus certainement à la persuation.

En effet, toutes ces observations viennent aussi clairement et aussi positivement que je l'ai fait dans mon premier chapitre, établir ce que personne n'avait encore fait c'est qu'il y a sur le cheval deux maladies bien différentes qui ont toujours été mêlées et confondues sous le nom de *Paraplégie*.

CHAPITRE III.

Commentaires.

Si quelqu'un ne voulait encore voir dans la paralysie complète du train postérieur, et ce que j'appelle *la con-tracture pelvienne*, qu'une seule et même chose (*la Para-plégie*), cela nous semblerait vouloir persister dans une erreur énorme et manifeste, car, si les muscles antérieurs des membres postérieurs se trouvaient paralysés, il y a une chose incontestable, c'est que leur résolution seule ne pourrait jamais déterminer une paraplégie véritable ou une paralysie complète du train postérieur, et que là il y aurait toujours un fait dominant qui, étant la contraction incessante des muscles fessiers, donnerait encore à cette maladie un caractère assez différentiel pour légitimer plus convenablement sa désignation sous le nom de Contracture que sous celui de paraplégie.

Mais il y a autre chose de bien plus saillant et que qua-rante de nos observateurs mettent bien autrement en évidence; c'est qu'elles constatent d'une manière avérée une régularité, une uniformité et une constance de causes, de caractères et de symptômes spéciaux que jamais, en pathologie, on n'a rencontrés dans aucune autre maladie. Ce qui n'a encore été dit, ni écrit, ni signalé particulière-ment par personne, c'est que les contractures, inévitable-ment et sans aucune exception, ne débutent que pendant la marche, c'est qu'elles ne se manifestent constamment et inévitablement, que par une flexion du boulet d'un des membres postérieurs; c'est que constamment et inévitable-ment, cette flexion augmente incessamment et progressi-vement sous l'influence de l'action musculaire : c'est que .

constamment et inévitablement aussi, l'animal atteint ne peut jamais rester debout et que l'intensité de la maladie, sa gravité et les souffrances du sujet augmentent sous l'influence de cette position ; c'est encore que, malgré ce qu'on pourrait croire, de la conséquence nécessaire de laisser en repos l'animal qui en est frappé, certainement et irrévocablement lorsque, pendant la marche, un cheval a manifesté les premiers signes de la contracture par la flexion du boulet et le raccourcissement du membre, si on a arrêté spontanément, à l'instant même, *le progrès ne s'est pas fait*, c'est au contraire que si, pour gagner une ferme, une auberge ou tout autre lieu pour trouver un abri et placer le sujet qui était atteint, on l'a forcé, *le progrès s'est fait*, et il s'est fait d'autant, et la maladie est devenue d'autant plus grave, que l'animal est resté debout ou aura marché plus longtemps. Ceci reste aujourd'hui évident et incontestable. L'avait-on déjà dit? L'a-t-on jamais signalé particulièrement dans aucune maladie? non, certainement. A-t-on aussi parlé comme caractère distinctif de la scissure médiane et du gonflement de la croupe; du raccourcissement des membres, de leur flexion et de leur direction en arrière? pas davantage: et ni non plus, comme phénomène constant et très remarquable, de la marche sur la face antérieure des sabots et des boulets ainsi que des conditions indispensables de jeunesse et d'embonpoint. A-t-on parlé de cette raideur dans l'allure, si pénible des animaux atteints, qui heurte tant et si fortement les mouvements si automatiques et si mous de la paralysie? Nullement encore.

A-t-on jamais signalé aussi avec autant de persévérance l'absence complète de lésions pathologiques sur l'appareil nerveux en même temps que, sans aucune exception, nous avons toujours constaté aux autopsies, des désordres sur l'appareil sanguin et musculaire? mais, non encore et toujours non. C'est cependant tout celà que viennent de constater nos observations. et elles sont certainement assez nombreuses, pour bien convaincre et persuader que notre opinion sur l'urgence de différencier cette maladie de la paraplégie, ne s'est pas formée légèrement et au hazard, mais quelle est bien basée sur des faits matériels et irrécusables.

Mais de plus, est-ce que nos observations de contracture ne mettent pas parfaitement en évidence l'invincibilité de la contracture des muscles pelviens, leur raideur et leur tenacité, *qui ne peuvent appartenir à la paralysie?* Est-ce qu'elles ne démontrent pas aussi bien encore, que si cet état de contraction des muscles pelviens n'était que l'effet de la paralysie des antagonistes, en suppléant à ceux-ci on devrait produire le même effet et pouvoir, avec une puissance quelconque, ramener le membre en avant, tandis que dans cet état de contracture il reste irrévocablement et invinciblement fléchi en arrière? Ici, je le répète, il est impossible que le caractère de l'une de ces deux maladies soit l'effet de l'autre, et pour démontrer qu'on ne peut les confondre, je vais me permettre de citer un exemple de comparaison, pris dans la médecine de l'homme, qui dessinera parfaitement la différence des phénomènes de chacune de ces deux maladies.

Il y a quelque temps, je me trouvais aux bains de Bourbonne, près d'un médecin qui, dans un voyage en Algérie, avait eu le malheur de se fracturer une des vertèbres dorsales, et qui était aux eaux pour sa guérison. Ce médecin avait la main gauche constamment fermée et il ne pouvait absolument rien saisir avec elle seule ; mais à table, lorsqu'il voulait prendre son pain, sa fourchette ou tout autre chose, alors, sans beaucoup de peine ni aucune résistence, avec la main droite il étendait les doigts de la main gauche et très facilement il s'emparait des objets qu'il voulait saisir. Eh bien ! pour nous, dans le fait il y a tout simplement paralysie des muscles extenseurs et nous n'avons jamais eu l'idée d'y voir une contracture des fléchisseurs parce que, dans ce cas , non seulement il y aurait eu plus de dureté et de développement de leurs portions charnues, mais en outre parcequ'aucune force encore n'aurait fait céder ni pu vaincre leur état de rétraction.

Dans les contractures pelviennes comme celles que nous venons de rapporter, ce ne sont plus les mêmes caractères, ce ne sont pas les mêmes phénomènes et pour voir dans cette maladie les conséquences de l'autre , il faudrait ne pas observer ou y mettre du mauvais vouloir. Que l'on consulte l'*Histoire générale de la Médecine*, elle est vaste. elle offre des ressources inépuisables, eh bien! trouvera-t-on quelque part un genre de paralysie qui ne se manifeste, comme je viens de le dire, que par une flexion insurmontable et qui, invariablement, ne se développe, ne croît et n'empire que sous l'influence incessante de l'action musculaire et dans laquelle le progrès s'arrête instantanément et aussitôt que cette action musculaire a cessé de se produire? évidemment non. A-t-on rencontré dans les annales médicales des faits signalés de paralysie, qui ne se déclaraient, ne croissaient pas à pas et ne se complétaient que sous l'influence de la marche et qui aussi s'arrêtaient, et dans quelques cas. disparaissaient complètement après un moment de repos? je ne le crois pas. C'est cependant bien dans ces conditions et sous ces formes que se sont présentées toutes les perclusions que nous venons de produire sous le nom de *Contracture intermittentes*. Dans aucune nosographie on ne trouvera la paralysie ainsi décrite, car, partout, la paralysie, c'est l'anéantissement de la force musculaire , tandis que la contracture, ou la maladie que nous avons observée. c'est son exacerbation et la contraction à son paroxisme le plus élevé.

Maintenant, si la paralysie est une maladie (je crois, malgré les doctrines physiologiques admises aujourd'hui, que la faculté et l'Académie réunies, ne pourraient jamais parvenir à modifier la signification de ce mot), et qu'on me demande pourquoi est-ce une maladie que la paralysie ; si elle n'est que la conséquence d'un épanchement séreux dans le cerveau ou le canal rachidien, cela pourrait devenir embarrassant car, physiologiquement parlant, elle pourrait bien ne pas être une maladie ; elle ne serait plus qu'un effet, et l'épanchement serait la maladie essentielle. Mais si celui-ci n'est l'effet que d'une autre cause et ainsi de suite, comment en finirait-on ? Je pense que pour rendre, comme le dit Bezin, le langage médical plus intelligible, il faut qu'il soit autant que possible l'expression pure, simple et méthodique de ce qu'enseigne l'observation. C'est pourquoi en s'arrêtant au point le plus saillant d'une maladie, on a adopté le mot paralysie comme celui d'épilepsie, de rétention d'urine et tant d'autres, comme exprimant mieux ce que l'on remarque et ce qui frappe le plus dans les caractères des symptômes divers. C'est pourquoi aussi, dans l'espèce, il nous a semblé qu'il ne pouvait être logique de conserver à une maladie qui se traduit par la raideur et la tension, la même dénomination qu'à celle qui a des caractères tout opposés ; comme il serait tout aussi peu rationnel de trouver ici une maladie, si c'est la paralysie qui se produit, et d'en faire seulement un effet si c'est la contracture. Nous ne pouvions donc admettre de pareilles conclusions ; elles nous paraissaient inacceptables et c'est pourquoi encore nous avons adopté la dénomination de *contracture* que nous avons donnée à notre maladie pelvienne.

Ainsi, la contracture pelvienne est nécessairement une maladie particulière, spéciale ; elle a son siége dans les grandes masses musculaires qui recouvrent le coxal, le fémur et le sacrum, et dans cette maladie ces muscles sont dans un état de rétraction, de gonflement et de dureté qui augmente constamment sous l'influence de la marche, et qui finit par enrayer leurs fonctions au point que la locomotion et la position debout deviennent de plus en plus insupportables, et ensuite absolument impossibles.

Cette maladie se manifeste invariablement pendant la marche et n'empire que sous l'influence de l'action musculaire ; elle se traduit brusquement par la flexion et le raccourcissement progressif de l'un des membres postérieurs et finit par envahir le deuxième ainsi que toute l'arrière-main. D'abord la face du fer ne pose plus en plein sur le sol, le boulet se fléchit, la rotule pousse en avant, le jarret se courbe et si l'animal continue à marcher, tous les symptômes progressent et augmentent proportionnément jusqu'à ce qu'une flexion exagérée rende la locomotion difficultueuse et tellement insupportable que l'animal, harassé et halletant, est obligé de se coucher. Il succombe alors aux douleurs atroces et intolérables qu'il paraît éprouver.

Si, dès le début, l'animal est arrêté instantanément dans sa marche, la maladie n'aura jamais la même gravité ; la rétraction musculaire ne fera pas de progrès, et le membre restera seulement fléchi au degré que la maladie lui aura imprimé ; ensuite, cet état de raccourcissement, pourra durer environ un ou deux mois, mais pendant lesquels la résolution s'opèrera insensiblement jusqu'à la guérison complète.

Si au contraire, lorsque les premiers symptômes auront commencé leur manifestation, l'animal continue à marcher, les progrès alors se feront avec impétuosité, en très peu de temps l'animal ne pourra plus se relever, et, ensuite, en proie à l'anxiété la plus vive, il succombera en deux à six jours à la maladie.

Enfin, il ne faut pas oublier non plus qu'à ces symptômes qui nous mènent à un diagnostic infaillible, il y en a encore qui sont moins spéciaux à cette affection ; ainsi, c'est l'impatience, le piétinement et l'excitation générale ; c'est l'état du pouls, dur et développé, qui, sans être très accéléré dans les premiers moments, s'affaiblit et s'accélère en s'éteignant ordinairement le troisième ou le quatrième jour. Ce sont les sueurs abondantes, surtout aux aines et autour des yeux, qui augmentent de plus en plus en se refroidissant dans les derniers moments. Enfin, ce sont les urines qui ne peuvent être généralement évacuées que très difficilement et souvent que par la pression qu'on exerce sur la vessie, lesquelles sont constamment noires, souvent sanguinolentes et ressemblent beaucoup à de l'eau de purin. Il y a une chose remarquable et encore très importante à noter, c'est qu'assez fréquemment, lorsque dans les deuxième ou troisième jour, les animaux fientent et urinent, on peut espérer que c'est le commencement du rétablissement de la circulation et de celui de l'équilibre dans les fonctions.

Sur tous les sujets une grande facilité assimilatrice dans les fonctions de nutrition, un régime trop nourrissant et un sang déjà trop plastique, sont incontestablement les causes prédisposantes de cette maladie. La marche et l'excitation en sont les causes déterminantes.

Après l'examen extérieur de l'animal, si, celui-ci mort, par des autopsies nous avons pu pénétrer dans l'intérieur des organes, toujours nous avons constaté que tous ces symptômes et les phénomènes de la maladie ne traduisaient que très rationnellement les lésions cadavériques. Ainsi, invariablement, nous avons rencontré un engouement de la substance musculaire des régions pelviennes, une décoloration et un aspect de décomposition qui la faisait ressembler à un foie décoloré et coupé en travers.

Aux autopsies, nous avons encore tout aussi constamment trouvé la cavité abdominale remplie de sang ou de serosité sanguinolente ; l'intestin brunâtre et tâcheté à divers endroits et enfin, l'aorte et les grosses artères postérieures, garnies de sang noir en caillot ou coagulé.

De plus encore, nous avons pu assez le constater pour pouvoir l'assurer, c'est que tous ces désordres paraissent avoir leurs causes primitives dans des concrétions qui se formeraient, dès le début, dans les artères tibiale ou fémorale d'un des membres postérieurs. Nous nous trouvons d'autant plus autorisé à croire que ces caillots obturateurs seraient le germe de cette affection et l'activité musculaire, sa cause fécondante que, sur les chevaux qui ont fait le sujet de nos dix-septième, dix-neuvième et trente-unième observations, sur lesquelles nous avons remarqué ces concrétions anciennes et organisées, nous pouvions, par la marche, faire naître et développer la contracture à volonté.

La même chose ressort évidemment des faits rapportés par M. Bouley jeune, dans le *Recueil de Médecine vétérinaire* (année 1851, page 517). Par M. Gaubeaux, même recueil, 1846, pages 599 et 606. Par M. Symp-Bouley en 1847, page 744 ; et enfin, par M. Reynal, même ouvrage, année 1853, page 341. Comme elle ressort aussi de la ligature de l'artère fémorale, selon des expériences que j'ai faites et que je me propose de rapporter postérieurement.

Enfin, si dans le chapitre précédent nous n'avons pas toujours signalé ces concrétions avec la même constance, il y a un fait avéré et incontestable, c'est que dans toutes nos autopsies, nous avons rencontré des stases sanguines et des altérations dans les muscles, et que le peu que nous avons remarqué sur l'appareil cérébro-nerveux ne peut jamais être essentiel, et n'a jamais pu être que l'écho ou le reflet des lésions principales.

Nous ferons encore remarquer que la contracture pelvienne s'est montrée sous trois types différents :

A type aigu, où si on ne force pas l'animal à marcher ou à rester debout, *elle guérit* (voir 10, 11, 14, 16, 18, 20, 22,

23, 24, 26, 27, 28, 29, 30, 32, 33, 34, 35, 37, 41 et 43
observations).

A type suraigu, où elle n'arrive généralement que lorsque
les animaux ont été forcés à la marche ou à rester debout,
et où *elle ne guérit pas* (voir 1re, 3, 4, 5, 6, 7, 9, 13, 15,
21, 26, 38, 39, 40 et 42e observations).

Enfin, à type intermittent, lequel n'est qu'une variété de
terminaisons des deux autres, mais dans lequel la résolution des concrétions ou des stases n'a pu se faire, et dans
lequel aussi, une nouvelle circulation anastomotique plus
développée, a pu jusqu'à un certain point, suppléer à l'oblitération des vaisseaux (voir 17, 19 et 31e observations (1).

Dans ce dernier type, en général, on doit faire abattre
les animaux, car, dans cette variété, les concrétions ne se
résolvant pas, elles font des progrès et doivent avoir pour
conséquences, mais plus tard, de faire mourir l'animal.

Quant au traitement, le premier point le plus impérieux de tous à imposer, et dans tous les cas et dans tous
les types, c'est le repos le plus prompt et le plus absolu.
Ceci n'est pas à oublier, car nos nombreuses observations
démontrent surabondamment les heureux résultats qu'on
en peut retirer ; ensuite, comme dans toutes les affections
avec pléthore, les saignées déplétives abondantes ainsi que
les laxatifs et les délayants en tisannes, des demi et quart
de lavement très fréquemment administrés nous ont été d'un
très grand secours, peut-être aussi, trouverait-on dans
l'ammoniac, comme déliquéfiant du sang, comme on a
trouvé le perchlorure de fer pour le coaguler, un agent
utile et considérable. Enfin, sans négliger ces moyens et
d'autres qui pourraient rétablir la circulation capillaire ;

---

(1) Pour comparer ces caractères avec ceux de la paraplégie, voyez
les 2e, 8e et 12e observations.

je ne saurais trop le redire et le répéter, le plus important de tout c'est l'immobilité la plus immédiate et la plus prompte possible.

Maintenant, pour éviter une confusion que je redoute toujours, et que je crois nécessaire et indispensable de détruire, je vais dans un résumé succinct placer encore en comparaison les caractères les plus saillants de la contracture pelvienne et de la paraplégie parce que je veux absolument légitimer les conclusions que je prends au sujet de ces deux maladies.

CHAPITRE IV.

Résumé et Conclusion.

Dans la paraplégie véritable sur les chevaux, *dans la vraie paraplégie* (on peut invoquer son analogie avec les mêmes maladies dans l'espèce humaine), la sensibilité est obtuse ou éteinte, on remarque sur les organes qui en sont frappés, un anéantissement de l'irritabilité, il y a insuffisance ou nullité des fonctions de la vie animale et les muscles sont dans un état de relâchement et de résolution complet. La contractilité musculaire n'existe plus. Le membre qui en est frappé ne peut plus se mouvoir sous la volonté du sujet malade, et ce membre qui est absolument abandonné par lui, si on le place dans une position quelconque, torderait-elle ses articulations? en briserait-elle les ligaments? Exposerait-elle le sujet aux plus vives douleurs, en supposant qu'il les perçoive? Le mettrait-elle en contact avec le feu ou un fer rouge que l'animal ne pourrait s'y soustraire? il serait toujours obligé de tout endurer parce que, chez lui, la mobilité étant éteinte, il n'y a plus de mouvements possibles, il ne peut plus bouger; il est comme frappé de mort. Voilà comme il faut comprendre la véritable paralysie, ce sont là ses caractères, il faut que personne ne puisse en douter, il faut que tous ne puissent s'y méprendre.

Dans la véritable paraplégie, cet état d'anéantissement ne se borne pas toujours aux muscles de la vie animale : très souvent on a vu les muscles de l'intestin, de la vessie et du rectum en être frappés, aussi dans cette affection on peut rencontrer des incontinences de matières excrémentitielles qu'on n'a jamais rencontrées dans la contracture pelvienne.

Dans la contracture pelvienne aiguë, sont-ce les mêmes phénomènes, est-ce la même chose qui se produit ? c'est absolument l'opposé. Dans les muscles alors l'irritabilité est extrême et la sensibilité est exaltée à son paroxisme le plus élevé ; tous les auteurs ne sont-ils pas d'accord pour reconnaître l'anxiété et les douleurs atroces que l'on éprouve dans les spasmes du tissu musculaire ? Est-ce que tout le monde, jusqu'au vulgaire, ne sait pas à quel point sont violentes, aiguës et insurmontables les douleurs dans les crampes et les spasmes cholériques, eh bien ! dans la contracture, ne serait-ce pas quelque chose qui ressemblerait à des spasmes des faisceaux musculaires pelviens, que traduirait l'anxiété excessive des animaux et aussi au lieu de remarquer le relâchement et la résolution dans ces muscles, on ne peut constater que la rétraction exagérée et l'irritabilité à son comble, et au lieu encore d'être inerte et abandonné comme dans la paralysie, le membre qui en est frappé est maintenu énergiquement fléchi par une contraction insurmontable et incessante, laquelle n'est pas l'effet de la privation de l'élément nerveux, laquelle ne l'interrompt pas, ne s'oppose pas non plus à ce que l'animal communique sa volonté, ne perçoive les sensations extérieures, mais qui seulement en enrayant et en bornant localement l'action musculaire, s'oppose à ce que cette volonté soit complètement exécutée et les mouvements parfaitement accomplis.

Ainsi, évidemment il y a deux maladies : il y a bien les caractères de la paralysie et il y a ceux de la maladie que j'ai décrite et désignée sous le nom de contracture pelvienne. Mais, poursuivons encore notre examen différentiel, car la dissemblance est frappante dans tous les points. Dans la paralysie des membres postérieurs, les animaux, lorsqu'ils sont maintenus à la main ou par des soupentes, assez souvent encore supportent, et toujours sans aggravation, la position verticale et ils peuvent être traités dans ce cas en restant debout à l'écurie.

Dans les contractures pelviennes, qu'elles ne fassent même que commencer, le maintien de l'animal debout et dans les soupentes a toujours été impossible et la position verticale est intolérable ; elle détermine immanquablement une aggravation progressive très rapide, et inévitablement encore, comme dans la marche, une issue prompte et fatale de la maladie.

Maintenant, si nous remontons aux causes de ces deux affections, nous allons toujours trouver des différences tout aussi frappantes.

Dans les paraplégies ou paralysies véritables sur le cheval ; sur tous les sujets ou à peu près nous pouvons indiquer des causes matérielles, mathématiques et évidentes de la maladie dans l'appareil nerveux ou cérébral. Ainsi, c'est la faiblesse de la colonne vertébrale dans les chevaux vieux et ensellés ; c'est la déformation des vertèbres par suite de caries profondes. Chez d'autres, c'est la luxation à la suite de prise de longe, sur quelques-uns c'est un ébranlement ou un décollement de l'amphiarthrose ; sur d'autres, qui se sont abattus dans des limons, ce sont des vertèbres fracturées par des chutes dans des précipices ou encore des infiltrations à la suite de trombus ou consécutives au mal de taupe ou de garrot ; enfin nous avons trouvé des causes de la paralysie dans la section ou la déchirure de filets nerveux à la suite d'accidents ou des opérations de pied et en outre si nous ajoutons encore à tout cela des épanchements séreux ou sanguins ou la formation de certaines productions morbides dans le crâne, le cerveau ou le canal rachidien, nous en aurons une foule excessivement variée, bien patente et très appréciable, et sur lesquelles il n'y a pas le moindre doute à élever ; toutes ont leur action sur l'organe cérébral ou ses annexes, toutes peuvent être remarquées sur des sujets jeunes ou vieux, gras ou maigres, faibles ou forts, et ont pu les atteindre dans le repos à l'écurie ou ailleurs, et enfin, ce qu'il y a de remarquable et à quoi il faut arrêter son attention, c'est qu'aucune d'elles n'a jamais déterminé et ne déterminera jamais la contracture pelvienne.

Dans cette dernière maladie, dans la contracture, la cause première n'est jamais matérielle, elle n'est jamais la suite d'accidents, elle est, on pourrait dire, plus physiologique et elle est invariable. La cause est constamment ailleurs que dans le cerveau ou sur les nerfs ; elle se trouve dans la perfection trop grande des fonctions de nutrition, dans leur trop d'activité et dans l'assimilation trop facile des matières alimentaires, enfin on pourrait dire qu'elle se trouve dans la trop bonne santé des sujets.

Une nourriture abondante et de bonne qualité, un logement bien aéré et un travail très peu fatiguant doivent nécessairement assurer, sur certains sujets dans une bonne position topographique, la formation d'un sang plastique et abondant ; ce liquide alors en circulant difficilement dans quelques ramifications artérielles sous des influences encore inappréciables, peut y adhérer et insensiblement former quelques obstacles, et intercepter petit à petit la circulation, si cela a lieu inférieurement dans l'un des membres postérieurs, cet obstacle sera le point de départ de la contracture pelvienne qui ne pourra et ne se développera généralement que sous l'influence de la marche

En effet, cette cause est la seule et unique sur tous les chevaux, elle appartient plus particulièrement aux jeunes animaux dans la force de l'âge, et dans les conditions de travail et d'alimentation qui doivent en faire des sujets de plus grande valeur et aussi, comme j'en ai fait la remarque tout au début de ce mémoire, ce sont ceux-ci et ceux-ci seuls qui sont atteints de cette maladie.

Ainsi, d'après les nombreuses observations que j'ai recueillies et que je viens de faire connaître, il est clair que la cause de la contracture pelvienne se trouve dans l'appareil sanguin comme celle de la paraplégie a son siége sur l'appareil cérébro-nerveux.

Ici, non-seulement cette différence encore est patente et incontestable dans les faits cliniques et pathologiques que nous connaissons ; mais elle ressort tout aussi identiquement des expériences physiologiques que nous avons faites ou vu faire et desquelles nous parlerons un peu plus tard.

Pour la paraplégie, le pronostic et le traitement varient selon la cause qui l'a déterminée et selon l'âge et les conditions dans lesquelles se trouve le sujet au moment où il est frappé.

Dans la contracture pelvienne le pronostic est simple et beaucoup plus facile ; si le mal n'a pas continué assez ses progrès et que l'animal puisse encore se tenir pendant quelque temps debout au moment où vous le voyez, comme c'est dans la marche qu'elle croit et se développe. Faites rester l'animal sur place et arrêter à l'instant même, vous le guérirez, *cela est certain*. Mais, si au contraire, la maladie développée, le cheval a été forcé à la marche ou que pour un motif quelconque on le force encore, vous pouvez prononcer qu'il périra, *cela est inévitable*.

Pour le traitement, ici il ne variera pas comme dans la paralysie selon les causes déterminées ; ce sera invariablement un traitement déplétif et délayant qu'il faudra mettre en usage.

Dans la paraplégie, la durée variera à l'infini.

Dans la contrature, l'animal frappé péritd u deuxième au huitième jour, ou si la résolution se fait elle s'opèrera dans le deuxième mois.

Dans la paralysie on trouve, à l'autopsie, des lésions qui varient avec et selon les causes que j'ai indiquées comme pouvant la produire.

Dans la contracture pelvienne on remarque à l'autopsie des animaux, positivement et immanquablement un gonflement excessif, une décoloration et une désorganisation des faisseaux musculaires contracturés ; décoloration que j'ai cherché à expliquer par la désassociation des parties intégrantes du sang consécutives peut-être à la stase de celui-ci dans les grosses artères et par l'inaccessibilité, par les capillaires artériels et la substance musculaire qui paraîtraient, dans cet état, ne pouvoir admettre du sang que sa partie séreuse et devoir laisser la partie noire dans l'aorte postérieure et dans les autres gros vaisseaux artériels renaux et mésantériques ; enfin on trouve et c'est, selon nous, de cela que dérive tout le reste des concrétions plus anciennes dans les artères inférieurs du membre par lequel la maladie a débuté.

Aujourd'hui, il y a une chose qui peut-être domine et couronne tous ces faits dans le sens de mon opinion c'est l'expérience de laquelle je viens de parler à l'instant. C'est que le 17 octobre 1853, étant à Alfort, M. le professeur d'anatomie fit à un cheval, devant moi, la ligature de l'artère femorale interne et que malgré son assertion que cette opération ne produirait aucun effet, après quelques minutes de marche, nous vimes le boulet se fléchir sensiblement, ensuite le jarret et en même temps, toujours sous l'influence de la marche et de la rétraction progressive des muscles, tout le rayon de ce côté se raccourcir au point que la locomotion, malgré le

peu d'espace que l'animal avait pu parcourir, était devenue très difficile et que le cheval plusieurs fois faillit
tomber, et de plus c'est que le lendemain encore, malgré
l'opinion émise par M. Goubeau, que la section des nerfs
tibiaux antérieures et internes produirait les mêmes phénomènes que l'opération de la veille, cette dernière
expérience ne produisit absolument rien de semblable.
Tout cela s'est passé en présence de M. Collin, chef de
service d'anatomie, et d'un grand nombre d'élèves qui
ont pu en juger comme moi.

Depuis j'ai renouvelé la première expérience à Reims :
une fois seule, deux autres fois en présence et avec le
concours de mon collègue M. L. Mauclère ; chaque fois la
ligature de la femorale, après 10 à 15 minutes d'exercice,
a déterminé la flexion et le raccourcissement du rayon
sur lequel on avait opéré et aussi, les animaux, après
ces quelques moments de marche avaient hâte de se
coucher. Le premier se coucha dans le chemin tout près
de l'endroit où on devait le rentrer, et les deux autres se
couchèrent après quelques minutes d'hésitation et de
piétinement sur de la paille qui était étendue dans la
cour où ils devaient être sacrifiés ; ceci est assez clair et
assez significatif.

Mais ensuite, dans la comparaison de l'effet nerveux
avec l'effet sanguin ; en y réfléchissant un peu on doit
rester pénétré d'une impossibilité irrécusable de similitude ; ainsi le fait caractéristique de la contracture c'est
la flexion du rayon des muscles contracturés, eh bien !
comment expliquer lorsque des muscles seraient paralysés et qu'ils sont dans l'inertie, qu'ils puissent contenir
cette flexion du membre, la limiter chaque fois que
l'animal prend un point d'appui ? Cela est insoutenable,

dans la paralysie s'il y avait flexion du membre, elle ne pourrait être bornée, le membre se redresserait immédiatement par une secousse, ou l'animal s'affaisserait complètement et à l'instant même.

Enfin, dans les deux maladies la différence se voit dans tout et partout et toutes nos observations l'ont constaté irrévocablement et en tout point, aussi, il doit rester aujourd'hui certain et évident que la contracture pelvienne n'est pas une paraplégie; qu'elle n'est pas non plus ni la conséquence de maladies de la moëlle épinière et de ses enveloppes, ni la conséquence de lésions primitives des nerfs des membres postérieurs, ni celles de déchirures musculaires.

Je pense de plus qu'on ne peut pas contester que dans la paralysie c'est l'anéantissement ou la faiblesse qui sont en évidence et que dans la contracture c'est la force dans son impuissance.

Parceque, dans la première, le muscle qui est atteint est frappé d'anéantissement et que pour lui, la paralysie, c'est la mort excepté la circulation et la décomposition.

Parce que dans la deuxième, dans le muscle qui est atteint il y a une rétraction tellement forte, énergique et exagérée que toutes les forces musculaires des antagonistes sont vaines et infructueuses, et que malgré les exaltations les plus violentes du sujet qui est frappé, rien ne peut vaincre la tenacité du muscle contracturé.

De tout ce qui précède, je me crois fermement autorisé à conclure :

1° Que l'annihilation fonctionnelle des nerfs ne produit en général que la paralysie et non la contracture;

Et, que l'oblitération des artères fémorales ne peut

jamais produire que la contracture pelvienne et non la paraplégie ;

2° Que la contracture pelvienne aiguë est une maladie des appareils sanguin et musculaire, et que pour ce motif et la fréquence avec laquelle elle sévit sur le cheval, elle doit avoir une place à part dans le cadre des nosographies vétérinaires ;

3° Que la condition indispensable pour qu'elle existe est un état de plasticité exagérée du sang chez le sujet sur lequel elle va se développer, ou la présence de concrétions fournies à l'avance dans les artères fémorales ;

4° Que cette maladie ne se manifeste, ne croit et n'empire que sous l'influence de l'action musculaire et plus spécialement de la marche ;

5° Que cette maladie est une, qu'elle a son cachet spécial et des caractères qui n'appartiennent qu'à elle seule et qui sont la flexion des membres postérieurs ou plutôt d'un seul dans le début, leur raccourcissement, la rétraction et le gonflement des muscles de la croupe et sous l'influence de la locomotion, l'accroissement de tous ces phénomènes jusqu'à la perclusion complète et la mort ;

6° Enfin, qu'à l'autopsie il y a absence complète de lésions sur l'appareil cérébral et nerveux et que l'on constate inévitablement des caillots noirs dans les grosses artères postérieures ou souvent des concrétions plus anciennes dans les ramifications inférieures des membres postérieurs et enfin, et infailliblement lors de l'état aigu, une décoloration et fréquemment des désordres dans les muscles pelviens.

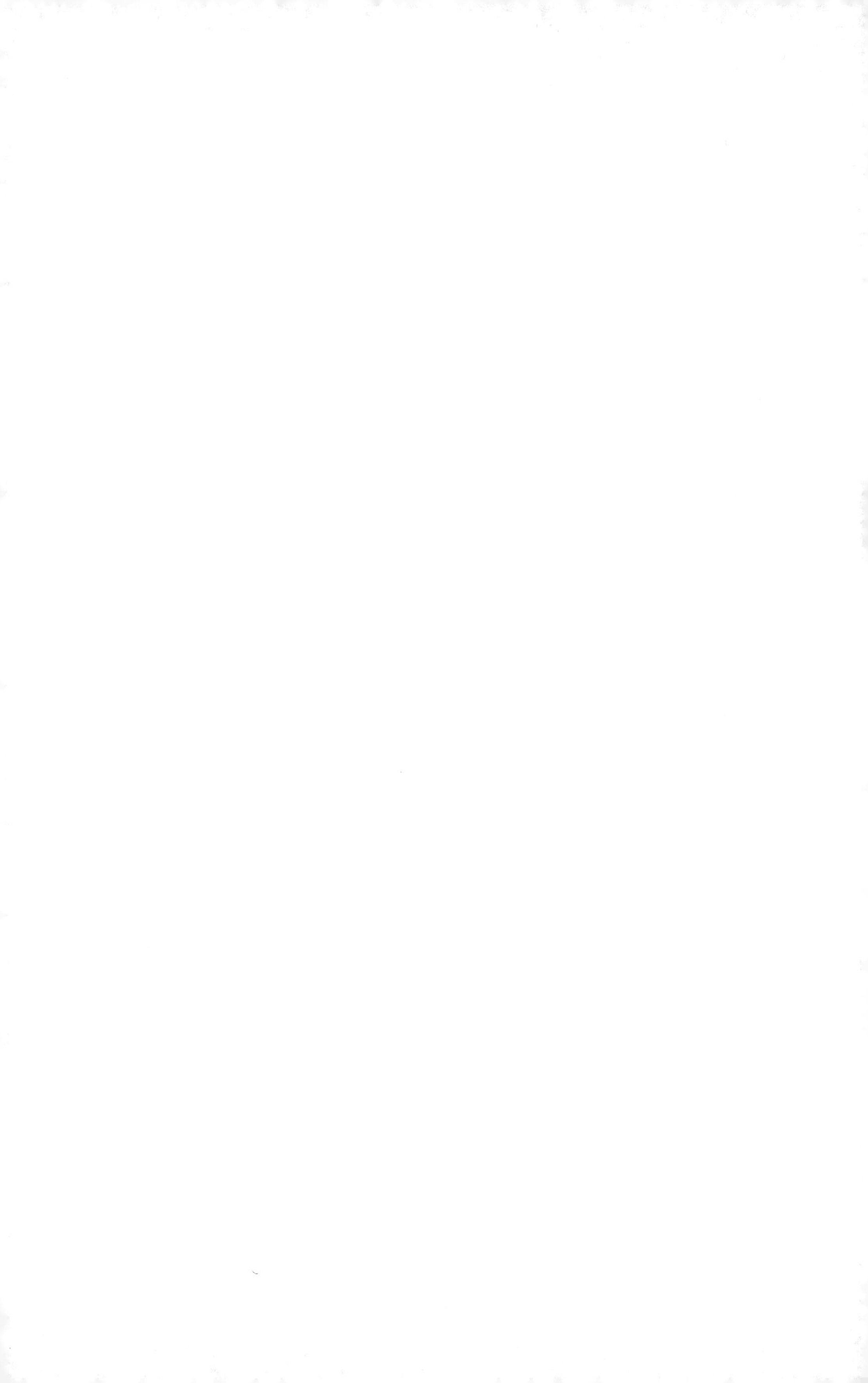